Goedman/Koster · Was tun mit diesem Kind?

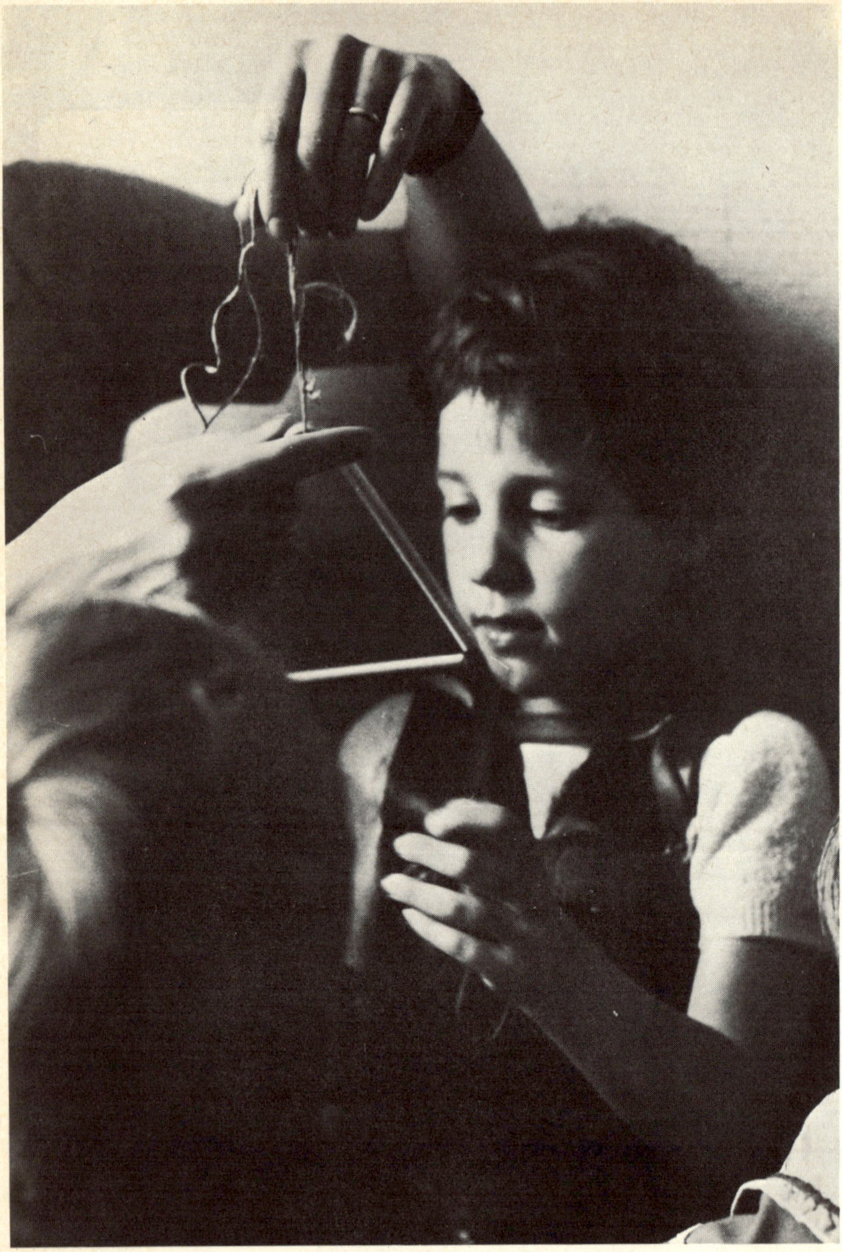

M. H. Goedman/H. Koster

Was tun mit diesem Kind?

Förderung geistig behinderter Kinder

Ins Deutsche übertragen von Gudrun Eggert
und bearbeitet von Dietrich Eggert

Beltz Verlag · Weinheim und Basel

Originaltitel der niederländischen Ausgabe:
Hoe moet ik verder met dit kind?

Die Übersetzung erfolgte nach der 2. Auflage 1970

CIP-Kurztitelaufnahme der Deutschen Bibliothek

Goedman, M. H.
Was tun mit diesem Kind? : Förderung geistig behinderter Kinder / M. H. Goedman ; H. Koster. Ins Dt. übertr. von Gudrun Eggert u. bearb. von Dietrich Eggert. - 2. Aufl. - Weinheim, Basel : Beltz, 1977.
Einheitssacht.: Hoe moet ik verder met dit kind? <dt.>.
ISBN 3-407-80713-9
NE: Koster , H. :; Eggert , Dietrich [Bearb.]

2. Auflage 1977

Gesamtherstellung: Beltz Offsetdruck, 6944 Hemsbach über Weinheim
Umschlaggestaltung: Günther Stiller, Watzhahn/Ts.
Printed in Germany

ISBN 3 407 80713 9

Inhaltsverzeichnis

Geleitwort

Fast auf jedem Wort des Titels dieses kleinen Buches liegt eine besondere Betonung, die Aufmerksamkeit verlangt. Es geht hier um die Lebensbegleitung, die der Erzieher einem Kind gewährt, „mit dem etwas ist". Und die Verfasser wollen nicht nur diesem Kind helfen, sondern, des Kindes wegen, auch den Erziehern. Sie wollen die Erzieher dazu bringen, einen wirklichen Blick für ihre Aufgabe zu bekommen, dadurch besser helfen zu können und als Mensch eine tiefere Befriedigung in einer fruchtbaren Beschäftigung, in kreativem pädagogischem Tun zu finden.

Dazu müssen sie einige ernst zu nehmende Forderungen selber erfüllen: sie nehmen Teil am Leben der ihnen anvertrauten Kinder mit Sachkenntnis, mit Ausbildung, mit menschlicher Anteilnahme, mit der völligen Natürlichkeit eines Menschen, dem Einsatz und Hingabe zur „zweiten Natur" geworden sind. Es brauchen keine großen Worte wie „Liebe", „Hingebung", „Glaube", „Uneigennützigkeit" usw. mehr zu fallen, da sie schon in der Einstellung zur Sache verwirklicht sind.

Die Autorinnen versuchen, das geistig behinderte Kind so zu sehen, wie es ist, und sie gehen mit dem Kind so weit, wie es dessen Vermögen erlaubt. Das hat mich als Leser mit Ehrfurcht erfüllt und, bei dem Gedanken „So ein Kind *hätte* deines sein können", auch mit Dankbarkeit.

Diese Kinder haben nicht um ihr Leben gebeten. Wenn sie da sind, müssen sie mit den wenigen beschränkten Mitteln, die ihnen zur Verfügung stehen, leben. Gleichwohl — sie sind Menschen. Und wie helfen wir ihnen, dies so gut wie möglich zu verwirklichen? Hier liegt der Ausgangspunkt, von dem her die Autorinnen Fragen stellen, denken, aufbauen, praktische Wege gehen und den Leser anweisen.

So sind sie ein natürlicher und einfacher Verbündeter der Eltern und

dieser Kinder und vor allem derjenigen, die beruflich mit der Erziehung solcher Kinder zu tun haben. Es ist nirgendwo die Rede von denen, die alles so gut wissen, sachlich so außerordentlich informiert sind, daß sie im Innersten von der Lebensaufgabe dieser Kinder nicht mehr betroffen sind. Es gilt vor allem, gemeinsam nach praktischen und realisierbaren Wegen zu suchen. Das Betrübliche wird dann zum Natürlichen und das Natürliche wird nicht mehr negativ betrachtet. Wir lehren das behinderte Kind, sein Glück zu sehen und helfen ihm, den Weg dahin zu gehen.
Ein Buch also, für das wir dankbar sein können.

Prof. Dr. M. J. Langeveld, Utrecht

Vortwort der Übersetzer zur deutschen Ausgabe

Ratschläge für die Erziehung des geistig behinderten Kindes auf der Grundlage einer praxisnahen pädagogischen Theorie zu geben, das ist das Ziel dieses kleinen Buches. Vor allem die Richtlinien für einzelne Erziehungsschritte, das Aufstellen eines individuell einrichtbaren Erziehungsplanes und die vielfältigen praktischen Hinweise zu den Fragen „Wie erziehe ich denn nun mein geistig behindertes Kind?" können Eltern und Erziehern aus der pädagogischen Praxis der Autorinnen wertvolle Hilfe geben. So auf das praktische erzieherische Handeln ausgerichtet, können viele Fragen beantwortet werden, vor denen Eltern und Erzieher täglich stehen — und meist sind es doch gerade diese Fragen des „Wie? Wann? Was?", die nur selten in Fachbüchern beantwortet werden. Hier finden sich wertvolle Ratschläge für die tägliche Erziehungspraxis, ohne daß die Autorinnen ein hohes Niveau der pädagogischen Reflexion verlassen. Ein Buch, dem man vor allem bei Eltern und Erziehern recht viel Erfolg wünschen möchte, weil es gerade für sie gedacht ist. Aber auch dem „interessierten Laien" sowie dem engagierten Fachmann mögen sich eine Reihe von neuen Erkenntnissen bieten, denn der pädagogische Standpunkt, von dem her dieses Buch geschrieben wurde, ist ein wenig ungewöhnlich — was einmal auch für den Fachmann einen anderen Blickpunkt auf das Problem der Erziehung behinderter Kinder bietet.

Hannover, Juni 1971 — Gudrun und Dietrich Eggert

Einleitung

Alle, die sich in das Spannungsfeld der Erziehung geistig behinderter Kinder begeben, erleben dies — bewußt oder unbewußt — als außergewöhnliche Begegnung. Sie werden mit einer Form des menschlichen Daseins konfrontiert, die ihnen nicht ganz wesensfremd ist, aber deutliche Merkmale einer oft schwer erkennbaren und kaum einfühlbaren anders durchlebten Wirklichkeit zeigt.
„*Was tun mit diesem Kind?*“ ist der Titel dieses Buches. Das ist eine Frage, die viele beschäftigt, weil jeder weiß: sich mit diesem Kinde beschäftigen bedeutet zugleich: es weiterbringen zu wollen. Aber wohin? In jedem Falle in Richtung auf ein Ziel, das man ihm, ob bewußt oder nicht, vorlebt. Auf der existentiellen Basis bedeutet „weiterbringen“: in das Mensch-sein hineinwachsen, an Menschlichkeit gewinnen lassen.
„Wie soll ich mit diesem Kind weiterkommen?“ ist auch eine der wesentlichsten Fragen, vor die sich das erzieherische *Denken* als Basis für das pädagogische *Handeln* gestellt sieht. Nur durch gutes Zusammenspiel des Pädagogen und des Praktikers wird es möglich sein, das pädagogische *Denken* weiter zu entwickeln und das pädagogische *Handeln* und *Beraten* zu einer fachlich verantwortbaren Aktivität zu führen. Der Erzieher kann nicht ohne ein Fundament, das ihm aus dem pädagogischen Denken erwächst, sinnvoll wirksam sein.
Eine erzieherische Tätigkeit, die auf der Besinnung und dem Durchdenken von Hintergründen beruht, führt zu einem vertieften Handeln, das Arbeitsfreude und Kreativität fördert und anregt.
Der Pädagoge kann und soll sich nicht loslösen von der Praxis. Was pädagogisch relevant ist, kann nur durch ein Durchdenken von Erfahrung und empirischer Forschung erkannt werden. Denken und Handeln müssen sich in Wechselwirkung aufeinander einspielen, um erzieherisch wirkungsvoll sein zu können.

Im Umgang mit dem geistig behinderten Kind wird die Erziehungssituation von allen, die damit zu tun haben, als undurchsichtig erlebt. Beim Durchdenken des Erziehungsauftrags verlangen vor allem folgende Themen unsere Aufmerksamkeit:

a) Wesen und Inhalt der pädagogischen Haltung und des pädagogischen Handelns.
b) Ausgangspunkt und Ziel dieses Handelns in bezug auf das geistig behinderte Kind, das nach dem Ausmaß unterschieden wird, in dem es in das „Mensch-sein" hineinwachsen kann.
c) Die Art und Weise, in der dieses Kind durch eine begleitende pädagogische Beobachtung erkannt werden kann.
d) Beginn und Fortsetzung des erzieherischen Handelns mit dazu geeigneten Mitteln; ein Handeln, das auf das *Disharmonische* in der Persönlichkeitsstruktur abgestimmt sein muß. Das bedeutet zugleich: Rücksicht nehmen auf die spezifische Abweichung und auf die individuelle Variation dieser Abweichung beim Kind.

Wir sind uns bewußt, daß wir nur einen bescheidenen Beitrag zu diesem bislang wenig beschrittenen Terrain geliefert haben. Die Aufstellung eines „Erziehungsplanes" für ein geistig behindertes Kind ist in den Einzelheiten noch unvollständig und bedarf weiterer Vertiefung. Doch meinen wir, auch das vorläufige Ergebnis nicht länger zurückhalten zu können, da in der Praxis ein großer Bedarf an klaren Richtlinien und auch an Gedanken über die tägliche zielgerichtete Erziehungsarbeit besteht.
„Wie weiter mit diesem Kind?" will in zweierlei Hinsicht eine Hilfe sein: Als Modell und als Praxis zugleich; das eine ist nun einmal nicht von dem anderen zu trennen. Wer dem täglichen pädagogischen Handeln konkreten Inhalt geben will, findet Verhaltensweisen und entsprechendes Material. Aber das „Wie" und das „Womit" müssen dabei auf *pädagogischem Denken* basieren, dem die Handlung ihre inspirierende Kraft und ihre Tiefe entnimmt.
Dieses Denken kann sich für den Erzieher in der Kindertagesstätte, der Schule, dem Heim usw. in Zusammenhang mit seiner Ausbildung und Beschulung als wichtig erweisen. Unsere Bemühung um eine Verdeutlichung und Beschreibung bedarf in vielen Punkten sicher einer

weiteren Auslegung, einer breiteren Grundlage und einer Konzentrierung der Diskussion auf praxisnahe Situationen.
Wir hoffen, daß Lehrende und Studierende die vorliegende Arbeit sowohl für ihr persönliches kreatives Denken als auch für ihr Handeln bei der Erziehung des geistig behinderten Kindes als Stimulans empfinden werden. Das Ziel bleibt: das Kind so weit zu bringen, daß sein „Mensch-werden“ (auf welchem Niveau auch immer) soweit wie möglich sichergestellt wird.
Unseren herzlichen Dank möchten wir allen denjenigen aussprechen, die uns aus ihrem Bewußtsein und aus der Praxis wertvolle Anregungen und Korrekturen vermittelten; ebenso denen, die uns Gelegenheit gaben, unsere Kenntnisse auf diesem Arbeitsgebiet zu vertiefen.

M. H. Goedman und H. Koster

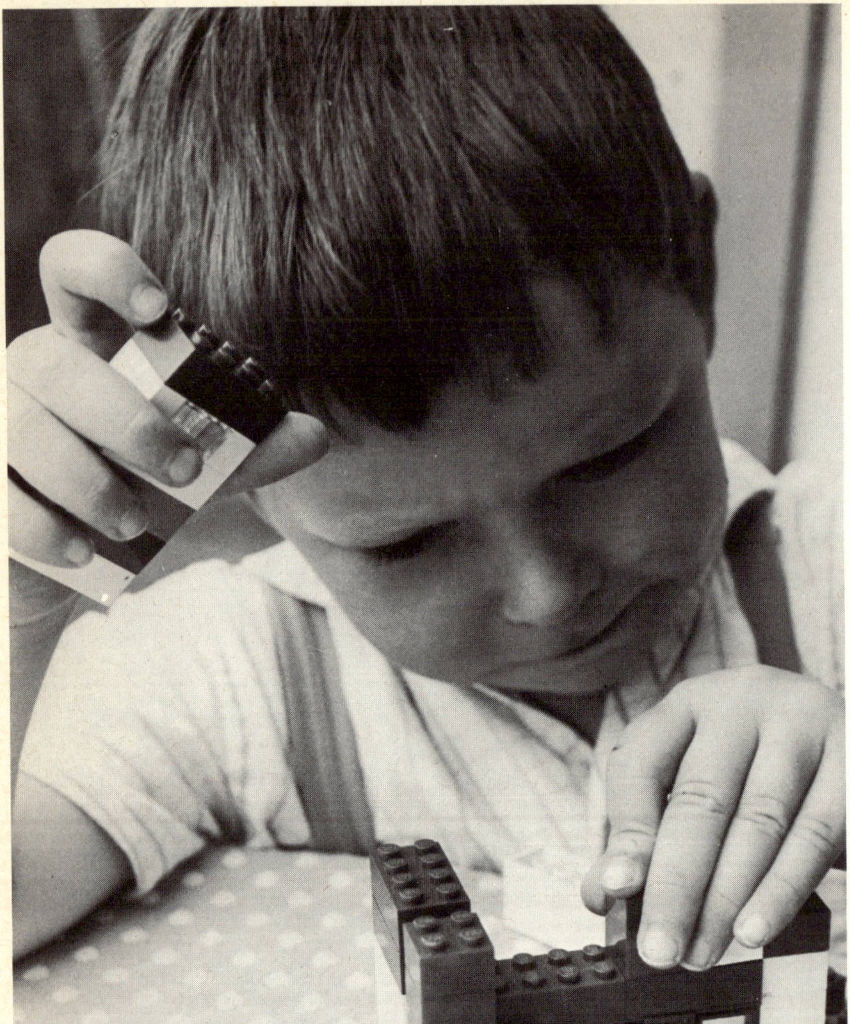

1. Was ist das für ein Kind?

1.1. Wie lernen wir es kennen?

Die Antwort auf diese Frage kann, je nachdem aus welcher Disziplin sie gestellt wird, jedesmal einen anderen wissenschaftlichen Inhalt haben. Abhängig von der Fragestellung, unter der man arbeitet, werden in der Verbalisierung der Art des „Sehens" eigene Akzente zutage treten, die in der Person des Kindes nicht zu trennen sind, aber doch unterschieden werden können.

Der Pädagoge findet diesen Einblick in den Berichten über das Kind oder im Teamgespräch, in dem verschiedene Betrachtungsweisen zur Sprache kommen. Mit der Betonung auf dem pädagogischen *Handeln* soll er die Bedeutung von Untersuchungsergebnissen analysieren und durchdenken, dann aber wenn nötig, „übersetzen" für die spezifische zukunftsgerichtete pädagogische Situation. Einen ernsthaften Versuch der Bewußtmachung der Lage des Kindes in dieser Situation kann man von allen wissenschaftlichen und praktischen Fächern erwarten, die zu diesem Ziel einen Beitrag liefern können. „Jeder von uns kann eine Erkenntnis liefern, die dem Auffinden der Wahrheit dient" (Madame Curie). Es ist undenkbar, daß alle Facetten einer bestimmten Wirklichkeit durch ein Fachgebiet allein erkannt werden können. Die Komplexität des Phänomens der geistigen Behinderung ist dafür zu uneinheitlich. Es zeigt sich immer die Verwobenheit mehrerer Faktoren, die niemals vollständig zu analysieren sein werden, die aber doch durch einen Überblick über ihr Zusammenspiel in einen sinnvollen Zusammenhang gebracht werden können, wodurch die pädagogische Hilfe mehr Inhalt und Richtung bekommt. Lose „Puzzlestückchen" (untaugliche und unausführbare Ratschläge, starre Fakten), die die Eltern oft angeboten bekommen, können sie zur Verzweiflung bringen, und alle Zukunftsperspektiven gehen verloren, wodurch das Kind in seiner Entfaltung behindert werden kann. Wenn man einen verantwortungsvollen Entwicklungsplan für ein Kind aufstellen will, dann geschieht es häufig, daß man gezwungen ist, anhand eines *Schemas* eine Anamnese aufzunehmen. Eine Anzahl dieser Schemata ist bekannt: die Entwicklungsskalen von Gesell (und andere, davon abgeleitete Schemata), der Aktivitätskreis von Günzburg* und dgl. Die Erfahrung zeigt aber, daß ein zielgerichtetes pädagogisches Handeln damit nicht viel weiter kommt, daß sogar eine pädagogische Beobachtung darüber hinaus oft nicht entwickelt werden kann und daß mancher Erzieher zu undifferenziert ans Werk geht, wenn er ein solches Schema allein verwendet.

Bei einer zu einfachen Handhabung einer solchen schematischen Bestandsaufnahme, d. h. auf zu undifferenzierte und pädagogisch zu wenig durchdachte Art, richtet man sich unwillkürlich zu sehr allein nach der Leistung des Kindes. An und für sich sind diese Schemata nicht verwerflich, aber bei der Anwendung in der konkreten Erziehungssituation läuft man Gefahr, nur dem Leistungsabfall und der Leistungssteigerung des Kindes Beachtung zu schenken, ohne darüber hinaus mehr zu tun. Man sieht die Leistung dann nicht im Lichte der Menschwerdung. Das Beobachtungsschema nämlich fragt z. B.: Läuft das Kind? Sieht das Kind? usw. Wenn die Antwort ein „plus" ist und damit Ausdruck einer positiven Beurteilung, sollte, pädagogisch gesehen, vielleicht auch eine unter anderem Gesichtspunkte negative Bewertung am Platze sein. Das Kind läuft und sieht vielleicht schon gut, aber es hat noch keinerlei Kontakt mit der Welt des Menschen: sein Sehen und Laufen allein als Leistung hat keine Perspektive (s. Kap. 2), also kommt das Kind in Wirklichkeit so nicht weiter.

Die Schemata, die vom Kind in einer ‚objektiven' Situation ausgehen, erfordern in bezug auf Denken und Erleben eine andere Richtung, wenn sie für ein zielgerichtetes pädagogisches Handeln brauchbar sein sollen. Dann sind sie nämlich von einer ganz anderen Art von Wissen abhängig, als es meist bei der Anwendung solcher Leistungs-

* Gerade an einer solchen Skala wird aber auch deutlich, daß *ohne* eine empirische Basis derartige Verfahren nur begrenzt sinnvoll sind. Sie bedeuten eine latente Gefahr, wenn Prädiktion und Prognose nicht kontrollierbar sind. Für die umstrittene Skala von Günzburg steht eine empirische Überprüfung noch aus (der Übers.).

schemata vorausgesetzt wird. Durch das Fehlen von ‚Hintergrundfragen' (s. Kap. 3) kann das Schema zwar einige Informationen geben, aber nicht als Grundlage für einen ‚Erziehungsplan' dienen.
Wir meinen, daß wir ein Kind erst dann richtig kennenlernen können, wenn wir mit ihm in Kontakt treten und etwas von seiner spezifischen Lebensweise und seiner Umwelt verstehen. Indem wir miterleben, wie das Kind fühlt und denkt, entsteht in uns ein Nachempfinden dafür, wie gerade dieses Kind die Welt erlebt.
Aus dieser Einstellung heraus erziehen bedeutet, als *Person* mit dem Kind in Kontakt treten. Wir wollen es im ganzen Zusammenhang seines Wesens verstehen und nicht als loses Bündel einzelner Kräfte. Durch diesen Ansatz, der in den folgenden Kapiteln erläutert und ausgearbeitet wird, werden die einzelnen *Leistungen transparenter* und einem *gesamten* Erziehungsziel untergeordnet.
Aus verschiedenen Betrachtungsweisen wollen wir versuchen (Kap. 2), bestimmte Begriffe wie Sehen, Hören, Fühlen, Verstehen usw. aus einer *subjektiven* Annäherung an ein Miterleben-durch-das-Kind zu sehen. (Diese bedarf aber, will sie verantwortlich sein, einer „immer wachen Selbstkritik". *Paul Moor*, 1965).
Die subjektive Betrachtungsweise wird gekennzeichnet durch eine reiche Nuancierung im Erleben und durch das Zusammenspiel innerer Erfahrung und objektiven Wissens, die beide im bewußten pädagogischen Handeln integriert werden sollen.
Hans Asperger (1956) sieht bezüglich der Erfassung einer menschlichen Persönlichkeit in dem nur-objektiven Wissen eine Gefahr: „Es kann einem den Blick gerade für das Einmalige und Wesentliche verbauen. Erkenntnis einer Persönlichkeit ist vor allem mehr ein schöpferischer als ein ‚künstlerischer' Akt. Alles ‚Wissen' muß zurücktreten, soll nur als *Hintergrund* tief im Grunde des Bewußtseins ruhen"[1].

1 Hier scheint allerdings angebracht darauf hinzuweisen, daß diese Gefahr in Vergangenheit und Gegenwart in der Praxis zu oft *über*schätzt worden ist. Eine pädagogisch sinnvolle Hilfe im Sinne eines auf eine individuelle Persönlichkeit eingehenden Erziehungsplans wird sich gerade im Bereich geistig behinderter Kinder auf die Ergebnisse einer objektiven (test-)psychologischen Diagnose stützen müssen, weil auch spezifische Leistungsdispositionen, -defizite und Verhaltensweisen gar nicht oder erst mit erheblichem zusätzlichen Zeitaufwand erkannt werden können, die für die Aufstellung eines solchen Erziehungsplanes wesentlich sind. So berechtigt die Warnung vor einem schematischem Vorgehen ist, so problematisch ist jedoch auch das Zitat von *Asperger*. (Anm. d. Übers.).

Aufgrund der vorangegangenen Überlegungen soll der Beitrag, der durch das pädagogische *Denken* geleistet wird, zum Nutzen der Erziehungspraxis u. a. aus einer gründlich durchdachten Absicht der pädagogischen Beobachtung bestehen, um diese so fruchtbar wie möglich zu machen: sie ist eine Weiterentwicklung der pädagogischen Handlung und ein wichtiges Hilfsmittel, um das Kind besser kennenzulernen.
Eine weitere Ausarbeitung dieser Aussichten und eine Übertragung auf die Praxis werden in den Kapiteln 2, 3 und 4 vorgenommen. Ausgangspunkt zum Verständnis der verschiedenen ‚Nuancen' des Erlebens und Wissens bleibt das Ziel der „Menschwerdung", d. h. u. a. eine pädagogische Durchleuchtung des biologischen und psychologischen Denkens des sich entwickelnden Menschen, wobei vor allem dieses Denken für die Erziehungswirklichkeit relevant ist. Das pädagogische Handeln im Hinblick auf das Kind in der Erziehungssituation ist damit bewußt *zielgerichtet.*
Wir haben oft eine ‚feste' Reihenfolge von Entwicklungserscheinungen vor Augen, wenn wir an ein Kind denken, das in seiner menschlichen Entfaltung durch seine Behinderung so gehemmt ist, daß es vielleicht schon im Kern gestört erscheint. Meistens aber erleben wir die Behinderung nicht so schwerwiegend, daß *kein einziger* Anknüpfungspunkt mehr gefunden werden kann. Das Wachsen in „das, was einen Menschen ausmacht" kann sich niemals ausschließlich aus dem biologischen Entwicklungsprozeß vollziehen, sondern wird erst dann ermöglicht, wenn in einer Erlebnissituation das typisch *Menschliche* geweckt wird. Erst aus diesem *Kontakt* heraus kann das Kind Mitmensch werden, bekommt sein Dasein eine andere Dimension.
Wenn man die Momente der geistigen Entwicklung in ihrer Nuanciertheit sehen und als kleine „Schritte" in den Rahmen der menschlichen Entwicklung stellen will, dann müssen wir schon beim ganz jungen Kind beginnen.
Im Rahmen dieser Platzbestimmung wollen wir von verschiedenen „Erlebnisniveaus" sprechen, die wir *A* bis *F* benannt haben. Sie unterscheiden sich im erreichten Grad der Menschwerdung. Menschliches Leben gleicht geistigem Leben (auf welch einfachem Niveau auch immer) und dieses entsteht, wo das *Erleben* (ein innerliches Ansprechbar-Werden) erwacht. Bei der Einführung der verschiedenen Niveaus

wollen wir *A* und *B*, *C* und *D*, *E* und *F* zusammennehmen. In bezug auf das zielbewußte und zielgerichtete pädagogische Handeln werden diese Niveaus einzeln betrachtet (s. Kap. 2). Die Niveaus werden nach der „Antwort“ des Kindes auf die Absichten des Erziehers benannt. Die geistigen Aktivitäten, in denen das spezifisch Menschliche Gestalt gewinnen kann, beginnen mit der ‚*Zuwendung*‘ (*A*) zu anderen Menschen und zur Umwelt. Das schwer behinderte Kind muß hier „geweckt“ werden, um sich in das Zusammenspiel, das der Erzieher in Gang bringt, hineinziehen zu lassen, dem ‚*Mitschwingen*‘ (*B*). Beim Hineinwachsen in die geistige Aktivität wird das Kind dann nacheinander ‚*Mittun*‘ (*C*), ‚*Auch-tun*‘ (*D*) und ‚*Selbst-tun*‘ (*E*). Zum Schluß sprechen wir, von dem Kind als eigene kleine Person aus gesehen, vom ‚*Ich kann es jetzt selbst*‘ (*F*).

Diese Begriffe bezeichnen ein sukzessives Erwachen von:
affektiv-emotionalem *Erleben* in *A*,
affektivem *Miterleben* in *B*,
affektivem *Miterleben* und *-tun* in *C*,
affektivem *Mittun* in *D*,
spontaner, mehr *bewußter* Aktivität in *Nachahmung* des Erziehers in *E*,
einer bestimmten ‚selbstbewußten‘ Affektivität und *Aktivität* in *F*.

Die Niveaus *A* bis *F* sind nicht scharf voneinander abgegrenzt; sie fließen ineinander, rücken häufig unmerkbar ineinander. Bei dem disharmonischen Kind (wozu auch das geistig schwache Kind gehört), können mitunter mehrere Niveaus mehr oder weniger nebeneinander bestehen. Es ist aber immer notwendig zu entdecken, auf welchem Niveau bei einem Kind der Hauptakzent liegt.
In unserem erzieherischen Handeln müssen wir von *dem* Niveau menschlichen Erlebens und Wissens ausgehen, auf dem das Dasein in einer bestimmten Periode hauptsächlich beruht: der einzige Ausgangspunkt, von dem aus größere und kleinere Erziehungsziele realisiert werden können. „Gerade im Innern liegen die entscheidenden Ansatzpunkte des pädagogischen Einflusses“ (*Spranger* 1962).
Bei oberflächlicher Betrachtung eines geistig behinderten Kindes drängt sich uns das Bild vom *stehenden Gewässer* auf. Bevor wir das

Kind besser kennenlernen, werden kleine Wellen und Vertiefungen bemerkbar (bei der Entfaltung kleiner Möglichkeiten), die in dem Differenzierungsprozeß des Entwicklungsgeschehens zwar kein spektakuläres Schauspiel sind, aber die doch ein Voranschreiten in äußerst kleinen Schritten (‚Nuancen') darstellen.
Man muß nur einen Blick dafür bekommen . . .
In Kapitel 2 werden diese Nuancen von verschiedenen Aspekten her näher betrachtet und konkret in Hinblick auf das pädagogische Handeln ausgearbeitet.
Vor der Betrachtung der verschiedenen Erlebnisniveaus soll jedoch der zentrale Begriff des „Kontakts" näher erläutert werden.

1.2. Kontakt

Kontakt beinhaltet das ‚Einander-Berühren' von seiten des Kindes in seiner elementarsten Form: ein sehr flüchtiges Treffen im Fühlen, im Sehen, im Schauen usw. Aber beim Hineinwachsen in den menschlichen Kontakt mit der Umwelt müssen beim Kind ein erlebendes „Gewahrwerden" und das Vermögen, hierauf eine emotionale Antwort zu geben, erst erwachen. Danach wird es im Umgang mit den Dingen, mit denen es in Berührung kommt, versuchen, ihnen Sinn zu verleihen und damit bewußter werden. Wirklicher „Kontakt" besteht erst dann, wenn das Kind zu Menschen und Dingen in eine echte Beziehung tritt. In dieser Antwort von innen heraus werden das Erleben und das Bewußtwerden tätig; nur von hier aus kann das Kind die Welt kennenlernen und sie auf eine Weise, die menschlich sinnvoll ist, beherrschen. Das geistig behinderte Kind besitzt eine deutliche Störung in diesem erwachenden „von-innen-heraus-reagieren", weil seine Offenheit gegenüber der Umwelt sich nur unvollständig realisieren kann.
Das bedeutet, daß sich bei diesem Kind der Prozeß der „Zuwendung" in einem außerordentlich trägen Tempo vollzieht. In den meisten Fällen bleibt es besonders lange in der Periode eines diffusen ‚ozeanischen' Erlebens.
Das weniger diffuse, das unterscheidende und später das sachlich-erkennde Erleben der Umwelt wird genauso in viel schwächerer Form erscheinen und nicht ständig deutlich im Ausdruck erkennbar sein.

Vossen beschreibt, wie das normalentwickelte Kind schon bald lernt, sich aus dieser „ozeanischen" Erlebensweise heraus selbst zu aktivieren, indem es sich z. B. im Bettchen bewegt oder wiegt und sich später durch Schwingen, Schlagen oder Trampeln usw. anregt. Wir meinen, daß von einer solchen ‚Selbstaktivierung' beim geistig behinderten Kind kaum gesprochen werden kann. Es überwiegt bei ihm die Passivität.

Wenn die psychische Aktivität als eine Bedingung für die weitere Entfaltung nicht ‚von selbst' zustande kommt, muß der Erzieher versuchen, sie zu wecken.

Es geschieht oft, daß wertvolle Jahre vergehen, ohne daß Versuche unternommen werden, das latent Vorhandene zu wecken. Die Folge davon ist häufig eine starke Verminderung des Reaktionsvermögens und eine drohende Verkümmerung des bestehenden Potentials, wodurch jede Zukunftsperspektive verloren gehen kann.

Es scheint deutlich, daß hier eine Parallele zu dem hörgeschädigten Kind gezogen werden kann, das zu spät Hörtraining erhält. ‚Es ist von grundlegender Bedeutung, daß Taubheit noch vor Ende des ersten Lebensjahres entdeckt wird (vorzugsweise zwischen dem sechsten und neunten Lebensmonat). Mögliche noch bestehende Hörreste müssen in der allerersten Jugend aktiviert werden, wenn das Hörvermögen nicht gänzlich verschwinden soll' (*Huizing* 1965). Wenn wir in diesem Zitat ‚Taubheit' durch ‚geistige Behinderung' ersetzen, gilt für den geistig Behinderten ebenso: *frühe Erkennung* und *richtige Annäherung* und zeitige *Aktivierung* durch liebevollen Einsatz des Erziehers.

Vossen (1967) beschreibt bestimmte Kontaktformen, die die Offenheit gegenüber der Welt, die Empfänglichkeit für Außenbeeinflussung anregen können.

‚Kontaktformen', die in der Periode des „diffusen" Erlebens entwickelt werden, sind z. B. pflegen, streicheln, ansprechen, wobei der differenziertere Kontakt z. B. anschauen in den Vordergrund treten kann. Je persönlicher, reicher und nuancierter diese Kontaktformen sind, desto intensiver und tiefer kann sich die Affektivität des Babys entwickeln. Das erste Erlebnis wird vor allem durch *soziale* Aktivierung geweckt. Der erste Kontakt ist völliges körperlich-emotionales Mitschwingen, danach erfolgen erst Anschauen und Sprechen.

Diese Gedanken stimmen mit dem überein, was wir als Niveaus ‚*Zu-*

wendung‘ (*A*) und ‚*Mitschwingen*‘ (*B*) bezeichnet haben. Auch hierbei soll das Kind, das sich noch in dieser Erlebniswelt befindet, vom Erzieher mit allen individuellen Ausdrucksmitteln, über die er verfügt, aus dieser Sphäre des körperlichen Naheseins herausgeführt werden. Wenn das Kind bis zum ‚Mitschwingen‘ gekommen ist, hoffen wir, daß es ‚*Mittun*‘ (*C*) und sich in Richtung auf das ‚*Auch-tun*‘ (*D*) entwickeln wird. Auf den Erlebnisniveaus *C* und *D* wird das Kind dann eher einen anderen Menschen berücksichtigen: wie dieser etwas tut, was er mit etwas tun wird usw. Es entsteht eine größere Gerichtetheit auf einen Gegenstand, den es jetzt besser zu unterscheiden lernt. Seine Erlebnismomente werden differenzierter. Das Erleben *eigener* Entwicklungsmomente ist nun möglich. Das Kind befindet sich nun auf dem Weg zu eigener Sinngebung, die sich, wie wir hoffen, noch ständig weiterentwickeln wird. Wo zuerst Fühlen, Hören, Bewegen im Vordergrund standen, arbeitet man nunmehr zum Sehen hin, das Distanz schafft.

In der Entwicklung dieses ‚Sehens‘ liegt eine größere Inanspruchnahme des Intellekts. Das Sehen stärkt auch die anderen Wahrnehmungserfahrungen des Kindes, z. B. schmeckt es, es erfährt und entdeckt, daß etwas dreckig ist oder gut schmeckt, danach wird es merken, was dreckig ist und was gut schmeckt, wird es dies sehen und unterscheiden. Riechen, Fühlen, Bewegen erfährt es als das gleiche, es überflutet das Kind. Bewegung, Gehör und Geschmack sind nicht greifbar, aber wenn das Kind sie mit einem *visuellen* Eindruck verbindet, bekommt es diese Dinge mehr in Griff. Durch das Sehen wird das Kind mehr auf die Eigenschaften des Gegenstandes gerichtet.

‚Sehen‘ führt zur verstärkten Bewußtwerdung, die wiederum zum Umgang mit den Gegenständen führt. ‚Die *Handlung*seigenschaft eines Gegenstandes entspringt aus der *Erlebens*eigenschaft‘ (van Meerten 1967). Ganz am Anfang handelt es sich noch nicht um richtiges Sehen; auf dem Wege von A nach B lebt das Kind noch in einer sehr vagen Welt, in der sich nichts erweitert. Vielleicht kann man dies mit dem Sehen eines Menschen vergleichen, der in einem dunklen Zimmer Konturen zu unterscheiden beginnt, die sich ganz langsam aufhellen. Von A an ist man eigentlich damit beschäftigt, dem Kind zur Wahrnehmung der Strukturen zu verhelfen: das kleine Geräusch, das kribbelnde Gefühl, die einfache Bewegung. Wir wollen es dabei ständig mehr zu den Menschen und Gegenständen hinführen. Durch den Menschen wächst auch der Kontakt zu den Dingen, die später mehr Objektivität erlangen: sie stehen ihm mehr gegenüber. Von ‚Schauen nach' kann es mit der Zeit zum ‚Anschauen' kommen. *Auf dem D-Niveau* wird das Kind mehr zu einer kleinen Person. Schüchtern noch, kommt die Entdeckung des Ich-seins; die Trennung „ich" gegen „andere" beginnt sich langsam zu vollziehen. Die Kontaktmomente dauern jetzt auch schon etwas länger, da die Wahrnehmung sich mehr durchsetzt. Das Kind beginnt, etwas mehr von der gesprochenen Sprache zu begreifen.

Auf dem C-Niveau ist ein Benennen der Dinge noch außerhalb des Erlebnisbereiches. *Auf dem D-Niveau* bekommen die Gegenstände ihren wirklichen Namen: Eine Uhr ist jetzt keine ‚Tick-Tack' mehr, sondern eine Uhr.

Diese Entwicklung setzt sich auf dem E- und F-Niveau fort. *Das Kind im E-Bereich* stellt sich selbst vor kleine Aufträge. — ‚Selbst tun, aber wie?' — Sein Erfahrungsgebiet ist noch klein; wie etwas getan werden muß, ist ihm noch nicht klar. Aber auf diesem Niveau können wir ihm doch schon etwas beibringen, was eine Bedingung zur weiteren Entwicklung darstellt.

Auf dem F-Niveau erlangt es das *Wissen*, wie etwas getan werden muß. Langsam wird es sich mehr und mehr bewußt: ‚ich kann es jetzt selbst'. Sein Spiel, seine Aktivität im Denken und Tun werden sinnvoller.

In *E* erscheint zwar eine Gerichtetheit auf ein Ziel, eine Absicht, aber es ist noch kein echtes zielbewußtes Streben. Seine Handlungen haben wohl eher den Charakter des Hinstrebens nach etwas: ein implizites Ziel. Seine Sinngebung läßt sich schon etwas besser in die der Erwachsenen einpassen. In *E* ist das implizite Ziel vor allem auf das körperlich-motorische Erleben gerichtet: Das Beschäftigtsein um des Beschäftigtseins willen.

In *F* steht, bedingt durch die stärkere Zielgerichtetheit, das implizite Ziel weniger stark im Vordergrund und das explizite Ziel erscheint am Horizont. Dieses Ziel „aus-sich-selbst-heraus" (‚dort will ich hin') wird etwas bewußter erlebt und wo Leistung nötig ist, beurteilt es sich auch danach. Dadurch sieht es sich selbst und den anderen besser, so daß die Unterscheidung Ich-Anderer sich auf dem *F*-Niveau deutlicher abzuheben beginnt.

Das häufig unbewußte ‚wie muß ich es tun' des *E*-Bereichs ergibt sich aus dem Versuch, Vorgemachtes nachzutun. Das Kind ist aber auch dann schnell zufrieden, wenn es nicht gelingt. Im *F*-Bereich bleibt es tätig, setzt sich durch, wird es aufs Neue probieren. Der Sinn dieses Beschäftigtseins, der ihm langsam bewußt wird, spricht es nun deutlicher an: es baut es mehr in sich selbst ein, wodurch es zu einem besseren Verständnis und zu einer klareren Einsicht kommt. Es ist ein Hineinwachsen in das erlebende Verstehen. Das Primitive, das im eher oberflächlichen ‚Mitschwingen' noch enthalten war und das eine diffuse Emotionalität wiedergab, wird jetzt mehr zu einem ‚Gefühlsleben'. Erst wenn es sich bildet, ist ein *Vertiefen* möglich.

Die Welt des jungen Kindes ist von einer durchlässigen Schale umgeben: Es gibt viele Öffnungen, durch die man in seine Welt eindringen kann. Wenn dies aber geschieht, so ist die Beeinflussung lediglich oberflächlicher Art. Dieses Bild weiter ausbauend, können wir dann von einem Kind auf dem *F*-Niveau sagen: wenn jetzt etwas eindringt, schließt sich die Schale, die Gefühle vertiefen sich. Das Gefühlsleben differenziert sich. Das Ein- und Austreten aus der Schale ist bei den Erlebniserfahrungen nun nicht mehr so stark, aber es setzt sich jedesmal etwas fest. Das Kind wird nicht mehr so überflutet und durch alles angesprochen. Seine Erlebnisse werden inhaltlich reicher durch ein wachsendes mehrdimensionales Verarbeitungsvermögen.

Wenn wir uns dann an diesen Entwicklungsgang des Kindes halten, sind wir, was das *geistig behinderte Kind* betrifft, vorläufig in etwa an die Grenzen seines Könnens gelangt. Diese Grenze liegt im Vergleich etwa im fünften bis sechsten Lebensjahr des normal begabten Kindes.

Der Inhalt der beiden letztgenannten Niveaus (*E* und *F*) gibt dann auch die Grenze an, die ein sehr retardiertes Kind nur in Ausnahmefällen überschreiten kann.

Unsere Orientierung an dem normal begabten Kind bewegt sich dabei immer im Bereich des *Vergleichs* und *nicht* im Bereich der *Identität.* In dem Maße, in dem vom geistig behinderten Kind geistige Aktivität gefordert wird (z. B. in *E* und *F*) treten vergleichsweise die qualitativen Unterschiede stärker in den Vordergrund[1].

Das geistige Potential des behinderten Kindes, seine Verhaltensformen, Reaktionen und Leistungen können qualitativ mit dem geistigen Vermögen und der Ausdrucksweise des normal begabten Kindes desselben Entwicklungsalters *nicht* identisch sein.
Auf dem Wege zur weiteren Entwicklung bestehen für das geistig behinderte Kind ernsthafte, häufig unüberwindbare Hindernisse. Diese Barrieren erleben wir in starkem Maße, wenn es beispielsweise um:
— seine Art der *Sinngebung* beim Kontakt mit Menschen und Gegenständen geht,
— sein *Sprechen* geht, seine Handhabung der *Sprache*, in der es weit zurückbleibt,
— sein besonderes Beschäftigtsein geht, und um sein *Spiel*, das sich häufig an Inhalt und Struktur relativ arm erweist.

1.3. Sinngebung

Der Mensch gibt, in seiner Bezogenheit zur Welt, Gegenständen, Vorfällen, Situationen usw. einen Sinn. Eine solche Konfrontation setzt ein gewisses Denk- und Einfühlungsvermögen voraus.
Die Sinngebung kann ‚*offen*' sein, d. h. sie ist für jeden zugänglich und kann verstanden werden. Man spricht dieselbe Sprache, verfügt über eine gemeinsame alltägliche Kenntnis und hat (global gesehen) dieselbe Erlebenswelt. *Langeveld* (1964) nennt dies die *offene* Sinngebung, wie sie in der Menschenwelt zum Ausdruck kommt und in den zwischenmenschlichen Beziehungen eine bedeutsame Rolle spielt. Durch die offene Sinngebung kann man einander im täglichen Umgang verstehen, miteinander reden, an demselben Objekt arbeiten usw.
Die offene Sinngebung bezieht sich auf eine konkrete Welt, in der das mit den Sinnen Wahrnehmbare und mit dem Verstand Faßbare verstanden wird. Es gibt aber auch noch eine Welt, die auf eine andere

1 Wenn wir von dem normal begabten Kind sprechen, gebrauchen wir für die Erlebensniveaus die Buchstaben A bis F. Wenn wir das geistig behinderte Kind meinen, sind diese Buchstaben kursiv gedruckt. Wir müssen hierbei anmerken, daß diese Einzel-Notierung für die Niveaus *A* und *B* weniger notwendig als für die höheren Niveaus ist.

Funktion des Denkens (die ideell-geistige Funktion, *Lersch*, 1964) und auf eine andere Dimension des Mensch-seins bezogen ist: Die Wertwelt, die sich auf das bezieht, was hinter den Dingen liegt: das Gebiet des ,Innerlichen', des Einfühlungsvermögens, ein Gebiet, das schwierig zu analysieren ist.

In der Erziehung muß das Kind mit beiden Welten in Berührung gebracht werden. Im normalen Fall ist das nicht so schwierig: das Kind lebt in einer *offenen Welt*. Es tendiert von Natur aus zu einer offenen Kommunikation mit der Welt, die dem Kind zahllose Möglichkeiten bietet. Das Kind entdeckt diese aus seinem Drang nach Entdeckung heraus. Aber trotz der Tatsache, daß es in den frühen Lebensperioden so offen der Welt gegenüber steht, lebt es doch noch unzulänglich in der offenen Sinngebung. Es hat sich nämlich noch nicht an die Menschenwelt angepaßt. Aus dem Kontakt zu dem Erzieher hat sich aber schon sehr früh die Bereitschaft zur Anpassung entwickelt: das Kind drückt alles in dem Bedürfnis ,groß' werden zu wollen aus. Aus diesem Bedürfnis heraus entsteht seine Aufmerksamkeit für den Menschen und sein Wunsch ,mitzutun', ,auchzutun' usw. Es drückt damit den Wunsch aus, so wie der Erzieher werden zu wollen, der es aus dem pädagogischen Bezug zur Identifizierung anregt.

Das junge Kind lebt noch mehr oder weniger aus einer *freien* Sinngebung. Das bedeutet, daß es in seiner Beschäftigung den Dingen auf kindliche Weise einen Sinn zuerkennt, der dem Erwachsenen willkürlich scheint, aber für den verständlich wird, der das Kind in seiner Interpretation der Welt verstehen lernt. Gleichzeitig aber ist das Kind offen gegenüber dem Sinn, den der Erwachsene den Dingen zuteilt, (die *offene* Sinngebung).

Im Erleben des jungen Kindes kann alles ,alles' bedeuten: Die Objekte sind *mehrdeutig*. Es gibt aber im Verlauf seiner Entwicklung auch auf diesem Gebiet Fortschritte, die es dem Erzieher ermöglichen, dem Kind in der gemeinsamen Welt einen Platz zuzuweisen. Es bekommt die Welt, in der die Sprache eine Funktion erhält, dann auch mehr in den Griff. Es erwächst deutlich eine gegenseitige ,Verstehbarkeit', d. h. mit unseren Worten: bei normaler Entfaltung stellt das Kind sich selbst ständig mehr in die offene Sinngebung. Wenn wir ihm bei diesem Anschluß behilflich sein wollen, müssen wir ihm beibringen, daß in der Welt der Erwachsenen bestimmte Absprachen gelten.

Wir müssen daher seine ungebundene Welt in Hinblick auf die offene Sinngebung schließen.
Das bedeutet für seine Entwicklung nun keine Verarmung. Im Gegenteil. Wir bringen damit *Ordnung* in seine Welt, die wir jetzt auch deutlicher strukturieren können. Von der *Mehrdeutigkeit* kommt es so zur *eindeutigen* Bedeutung der Dinge. Im Bereich der Mehrdeutigkeit (und der freien Sinngebung) hat der Stuhl für das Kind die Bedeutung: springen, klettern, wippen, wackeln. Die Eindeutigkeit der offenen Sinngebung aber ist, daß der Stuhl ein Ding ist, auf dem man sitzt. Wenn wir die Welt des jungen Kindes nicht auf bestimmte Momente begrenzten, würde es durch die vielen Eindrücke, Bilder usw. überspült, es könnte diesen nirgends mehr einen eigenen Platz geben, wodurch seine Welt stets chaotischer würde. Die Ordnung, die festen ‚Absprachen' der Menschen, das wachsende Bewußtsein der Eindeutigkeit der Dinge führt es zu *größerer Gerichtetheit,* zu *tieferer Konzentration* und macht das einander ‚Verstehen' möglich.
Außer dieser offenen Sinngebung, die für den zwischenmenschlichen Umgang von besonderer Bedeutung ist, spricht *Langeveld* (1964) auch noch von persönlicher Sinngebung, die folgendes umfaßt: den Dingen eine *eigene* Nuance aus persönlichem Erleben oder Erfahrung, aufgrund einer eigenen Wertung oder Mißbilligung zu geben.
Das *geistig behinderte* Kind lebt, wie wir schon sagten, in einer mehr geschlossenen Welt, die zur Beeinflussung wenig Gelegenheit bietet. Die offene Kommunikation ist bei diesem Kind nur schwach ausgeprägt. Der Drang zur Erkundung der Umwelt, zur Selbstentdeckung, zum Ergreifen von Initiativen ist ihm fremd. Da das Kind unfähig ist, aus eigener Exploration Begegnungen zu erleben, muß der *Erzieher* dieses Kind mit Menschen und Dingen in Kontakt bringen. Er muß dies auf eine Art und Weise tun, die das Kind anspricht und fesselt und dabei das Entwicklungsniveau berücksichtigen, auf dem das Kind sich befindet. Er sollte ihm auch gleich aus der Sphäre der Eindeutigkeit heraus beibringen, wie etwas heißt und was man damit tun kann, denn der Erzieher lebt als Erwachsener selbst nicht mehr in der Sphäre der Mehrdeutigkeit. Er kann diese also auch nicht vorleben; obendrein bedeutet für das Kind eine nicht spontane Begegnung mit der Mehrdeutigkeit ein Stück Unsicherheit: es versteht diese Vielheit nicht.

Das geistig behinderte Kind lebt ziemlich lange in einer Sinngebung, die den Charakter der Geschlossenheit trägt, in einer anderen Erlebensqualität als das normal begabte Kind. Im ersten Fall haben wir es mit einer mehr oder weniger *geschlossenen* Welt zu tun, im zweiten Fall mit einer Sinngebung, die die *offene* Welt zum Hintergrund hat. Das normal begabte Kind kann sich, aus diesem Kontakt zur Welt heraus, zum größten Teil aus eigener Kraft und immer selbständiger innerhalb dieser ‚offenen' Sinngebung bewegen. Das behinderte Kind hat sehr viel wiederholte, manchmal sogar ständige Hilfe nötig, wenn es sein Verbleiben in der geschlossenen Sinngebung (seine Isolierung in seiner geschlossenen Welt) durchbrechen will. Ohne das Bemühen des Erziehers wird seine Welt immer den Charakter der Geschlossenheit behalten. Bei dem Versuch, es in die offene Sinngebung unserer Menschenwelt zu bringen, ermöglichen wir ihm, Teile unserer Sinngebung in sich aufzunehmen.
Es ist wohl deutlich, daß dieses Kind nur auf eine sehr einfache Art und Weise zu einer persönlichen Sinngebung der Welt kommt, weil dafür eine intellektuelle Verarbeitung und ein eigenes Gefühlsdurchdenken nötig sind. Doch gibt es in ihm oft Kräfte, die es weiterbringen. Wenn man es aber in diesem eigenen Denken, Tun und Erleben allein herumirren läßt, besteht die Gefahr, daß es den Kontakt mit der Realität verliert, wodurch eine Rückkehr zur offenen Sinngebung erschwert wird. Es bleibt dann in seiner eigenen Welt versunken; und das Verharren in dieser geschlossenen Welt kann wahrscheinlich auch zur Erstarrung führen.

Zusammenfassung:

1. Das *normale geistig gesunde Kind* lebt in einer *offenen* Welt, *in offener Kommunikation* mit der Welt, der es eine Sinngebung mit *deutlicher Perspektive* verleihen kann. Es kommt stets mehr zur *offenen* Sinngebung hin, die in der persönlichen Sinngebung vertieft wird.
2. Das *geistig behinderte Kind* lebt überwiegend in einer *geschlossenen* Welt,

Seine spielerische Beschäftigung ist mehr ein ‚Tun': es ist eine unspezifische Art des Umgangs. Das Kind weiß nicht, was es eigentlich mit dem Spielzeug tun soll, da es durch das Material nicht angesprochen wird und dadurch das Spielzeug so wenig für es bedeutet. Der Erzieher muß ihm das beibringen. Aus dem wahllosen Herumkramen des Kindes muß der Erzieher versuchen, eine gezielte Spielaktivität zu entwickeln, damit das Kind die Eigenschaften des Materials erfassen kann. Dadurch soll es gewissermaßen die Möglichkeiten und Grenzen des Materials (und seine eigenen genauso) erfahren; während der Erzieher daraus entnehmen kann, was er von dem Kind verlangen kann.

Aus sich selbst heraus kommt es nicht zum wahren Spiel, da eine Beziehung von Kind und Spielzeug nicht wirklich zustande kommt. Sein Spiel bleibt an der Oberfläche: das Kind spielt nach, was andere ihm vormachen, ist ‚angepaßt' beschäftigt (offene Sinngebung) und gibt ihm also kaum einen eigenen (persönlichen) Sinn, weshalb so ein vertieftes Spielen nicht zustandekommt. Wenn das Kind aber in seinem Spiel ein wenig Initiative zeigt — mag sie auch noch so einfach sein — muß der Erzieher zurückstehen, um diesen eigenen Beitrag des Kindes zu seinem Recht kommen zu lassen.

Bringt das Kind aber keine *‚eigene' Sinnverleihung*, keine ‚eigene' Antwort zustande, dann müssen Führung und Unterstützung des Erziehers stärker in den Vordergrund treten. Wird es so Schritt für Schritt mit dem Spielzeug in Kontakt gebracht, dann lernt das Kind dadurch auch die Welt und sich selbst besser ‚verstehen'. Aus diesem ‚spielenden' Beschäftigtsein kann dann Spielfreude entstehen, die dann für das behinderte Kind dieselbe Bedeutung haben kann, wie die intensive Spielfreude für das normal begabte Kind.

Die Behinderungen auf seinem Weg zum sinnvollen Spiel sind für Inhalt und Qualität seines Beschäftigtseins immer mitbestimmend. Spiel, bei dem das Spielzeug zum Leben erweckt wird, bei dem eine eigene Phantasiewelt entsteht, ist oft unerreichbar für ein geistig behindertes Kind. Es ist häufig schon zu schwierig, in einem Pantoffel ein Puppenbett zu sehen.

Wenn aber das geistig behinderte Kind in seinem Spiel seine ‚Phantasie' auszudrücken scheint, z. B. wenn es ein Auto sein will, ruft es in endlosen Wiederholungen „tut-tut", ohne viel Variation. Es neigt so

sehr dazu, in seinem Erleben aufzugehen, daß ihm droht, die Realität aus den Augen zu verlieren: es spielt dann nicht, sondern das Spiel schlägt durch. Doch wird Spiel im allgemeinen einerseits durch die Realität begrenzt (ein spielendes Kind hat keine bewußte Bindung zur Realität), andererseits durch das Sinnlose, Zwanghafte. In dieser letzten Verhaltensform ist der Kontakt mit der Wirklichkeit zerbrochen. Wir erleben dabei das spielende Beschäftigtsein des Kindes als ‚fremd' durch diese Qualität des endlosen-darin-Aufgehens, durch das Versinken in ein und derselben Bewegung und in dem Ausstoßen ein und desselben Lautes. Es besteht die Gefahr, daß sich das Kind in dieser ‚Spiel'-form eine erstarrte Welt schafft.
Das sogenannte ‚freie Spiel' des Kindes, das ohne Aufgabe ist und nicht durch den Erzieher angeregt wird, nennen wir zwar auch Spiel, es ist aber häufig nur ein *sinnloses* Beschäftigtsein. Ist dies der Fall, sehen wir das Kind auf das *A/B*-Niveau zurückfallen, was seine Entwicklung bremst und ihm somit schaden kann.

1.6. Das Disharmonische im Kind

Bei jedem Kind, das in einer oder in mehreren Entwicklungsstufen behindert oder retardiert ist, kann mehr oder weniger die Erscheinung der Disharmonie entstehen, wodurch das integrierte Funktionieren erschwert oder unmöglich wird. Dies ist vor allem dann der Fall, wenn ein harmonisches Zusammenspiel von gefühlsmäßigem Erleben, sinnesmäßiger Wahrnehmung, verstandesmäßigem Verstehen und motorischem Handeln nicht zustande kommt. Durch ein vorhandenes Defizit wird das Gesamtbild deutlich oder auch weniger auffallend verzerrt; das Gesamtbild des Kindes erscheint verändert, weil der Zusammenhang der einzelnen Teile angetastet ist.
Kinder, bei denen wir dies erleben, sind zumeist, verletzlich wie sie sind, ein *Problem* für ihren Erzieher; im Kontakt mit ihnen wird oft deutlich, daß nichts übereinstimmt, das pädagogische Konsequenzen mit sich bringen könnte.
Z. B. kann ein Kind mit einer guten Intelligenz ein Verhaltensmuster zeigen, das insgesamt nicht mit dem übereinstimmt, was man von ihm

aufgrund seiner intellektuellen Kapazität erwartet. Vom pädagogischen Gesichtspunkt aus, sollte man sich dann überlegen, wie man das Kind anspricht, wie man für das ‚Fremde' in ihm Verständnis zeigen, seine Leistungen anerkennen und seine Möglichkeiten und Grenzen erleben kann, wie man es akzeptieren und weiterbringen kann; dies alles umfaßt das pädagogische Handeln. Diese Kinder meint u. a. auch *Homburger* (1967), wenn er von den *‚Disharmonischen'* spricht ‚bei Verharren der Affektivität und der Willensrichtungen und Äußerungen auf einer frühen Kindheitsstufe'. Den Begriff Disharmonie bezieht er allerdings nicht auf das geistig behinderte Kind; ‚Wir reden von Disharmonie nur da, wo kein wesentlicher intellektueller Defekt vorliegt'. Wenn wir aber doch von ‚Disharmonie' beim geistig behinderten Kind sprechen, meinen wir das Symptom ‚Disharmonie', das innerhalb dieser abweichenden Struktur und somit auf diesem Daseinsniveau der Aufmerksamkeit des Erziehers bedarf.
Das Gesamtbild des geistig behinderten Kindes (wann und durch welche ursächlichen Faktoren auch immer es entstanden ist) wird durch eine Störung im Entwicklungsprozeß des Gehirns geprägt. Die Grundstörung wirkt sich bei diesem Kind vor allem im Zusammenspiel der einzelnen Funktionen aus, die man unter dem Begriff ‚Intelligenz' auf einen Nenner bringen kann. Die Qualität dieses so wichtigen menschlichen Merkmals bestimmt die *gesamte* Persönlichkeitsstruktur. Die verschiedenen Aspekte der Persönlichkeit sind nicht bei jedem Kind auf gleiche Weise und in demselben Ausmaß betroffen.
Hieraus entsteht auch die spezifische Eigenart eines jeden geistig behinderten Kindes als Individuum. Bei einem Übersehen dieser ‚Eigenart', bei einem undifferenzierten Verstehen des Kindes, droht die Gefahr, daß gerade hier ein erstarrtes Bild entsteht. Man erkennt und durchschaut dann auch nicht mehr das Disharmonische in dem Kind; das kann zur Folge haben, daß man auch im Erziehungsplan dieser Disharmonie nicht mehr Rechnung tragen kann. Das einseitig festgelegte, nivellierte, globale Bild beruht oft auf einer Anzahl allgemein bekannter ‚Kennzeichen', die man im Laufe der Jahre wie in einer Inventarliste gesammelt hat: hieraus entsteht dann das Bild *des* geistig behinderten Kindes. Mit dieser Abstraktion weiß der Erzieher aber noch keinen Erziehungsweg. Das sogenannte ‚Bekannte' legt das Kind fest und läßt keine Perspektive für die Erziehung zu. Doch hat

dieses ‚rubrizierte' Kind ein Recht darauf, daß sein Erzieher ihm, so weit wie möglich, den Weg zur Förderung offen hält. Das bedeutet auch, daß er sich für sein pädagogisches Handeln die Erlebenswelt dieses Kindes als Ausgangspunkt wählt und nicht nur auf dem ‚Bekannten' aufbaut. Er muß dabei auch das *Disharmonische* im Auge behalten, wenn es sich ihm in einer bestimmten Form offenbart. Die Tatsache, daß verschiedene *Erlebensniveaus* häufig *nahe nebeneinander* bestehen, sollte ihm dann nicht fremd sein. So kann z. B. bei einem geistig behinderten Kleinkind zur gleichen Zeit eine Wahrnehmung, die noch nicht auf Menschen und Dinge bezogen ist (*A/B*-Niveau) vorhanden sein, aber gleichzeitig auch eine motorische Geschicklichkeit, die eher einem Kind auf dem *D*-Niveau entspricht.
Wenn ein zielgerichteter Ausbau in Richtung auf ein sinnvolleres, intelligenteres Handeln ausbleibt und so die Basis des gesamten Handelns zu schmal scheint, so sollte uns das davor warnen, das Kind ausschließlich auf seinem höchsten (*D*-)Niveau anzusprechen. Tut man dies doch, so schadet man vielleicht nicht so deutlich seinem rein *äußerlichen* Leistungsverhalten, sondern man entzieht dem Kind die größere innere Grundlage, die diesen Berg tragen soll. Für die Entwicklung des Kindes ist es wichtiger, sich solange wie möglich, in die Breite zu orientieren, als nur einen intellektuellen oder motorischen Ausbau im engeren Sinne herzustellen. Mit dem letzteren verstärkt man eher noch die Disharmonie, anstatt sie etwas zurückzudrängen. Durch ein undurchdachtes zu weit und zu hoch Greifen, durch ein einseitiges Üben von Teilfähigkeiten, ein zu langes Üben auf einem zu hohen Niveau, zieht man das Leistungsmuster des Kindes unverantwortlich auseinander. Die Grundfläche, auf der es geistig steht, wird dann immer schmaler. Der Weg zum Erziehungsziel, der für ein solches Kind mit seinen ohnehin geringen Kräften und Ausgleichsmöglichkeiten doch so schwer begehbar ist, wird hierdurch unnötig blockiert.
Neben dem Erkennen des Disharmonischen im *Gesamtniveau des Kindes*, müssen wir auch auf eine andere Form achten, in der sich uns dieses Symptom zeigt. Das zeigt sich in der Diskrepanz zwischen seinem Entwicklungsstand und seinem Lebensalter; im Auseinanderklaffen von chronologischem Lebensalter und seinem biologischen und geistigen Entwicklungsstand. Diese Diskrepanz gibt häufig An-

laß zu einer falschen Inanspruchnahme, einer Überschätzung des tatsächlichen Leistungsvermögens des Kindes, die dann zur Belastung wird. Dies kann beim Kind zur Inaktivität führen und das Kind wird sich möglicherweise enttäuscht fühlen. Die Folge davon ist, daß das Kind sich pädagogisch weniger ansprechbar zeigt, womit wir ihm keine Zukunftsperspektive mehr anbieten können. Selbst der Weg zu den kleinen, nahen Zielen, der erst noch offen war, ist dann blockiert. Die Funktionsmöglichkeiten eines fünfjährigen geistig behinderten Kindes sieht man in Relation zu einem Leistungs- und Erwartungsmuster, das zu einem ungefähr vierjährigen normalen Kind paßt: wenn das behinderte Kind aber, mag es auch etwas zurück sein, zeitlich gesehen fünf Jahre alt ist, dann erwartet man . . . ‚dann muß es doch schon sprechen', ‚dann muß es jetzt in den Kindergarten', ‚dann muß es doch schon puzzeln, zeichnen usw. können'. Aber gerade das eigene *Sein* des geistig behinderten Kindes läßt diese ‚Selbstverständlichkeiten' nicht zu. Das Kind braucht eine andere ‚Programmierung', für seine Aktivitäten, die seinem spezifischen Entwicklungniveau (und nicht seinem Lebensalter) entsprechend angepaßt ist, um auf seine Zukunft ausgerichtet und auf seine Realität bezogen werden zu können. So ist es für den Erzieher eines solchen Kindes häufig eine schwere Aufgabe, die reale Tatsache des chronologischen Lebensalters, die er in sein Gedächtnis eingeprägt hat (wie könnte er anders), so zu handhaben, daß sie stets dem untergeordnet bleibt, was er in seinem Erziehungsplan für dieses Kind als notwendig und verantwortlich betrachtet.
Dieser Plan beruht auf den Möglichkeiten und Grenzen für dieses Kind, auf verschiedenen einzelnen Niveaus, die dann sein Gesamtniveau bestimmen. Sie müssen auch von daher gewertet und betrachtet werden, wenn man das Kind weiterbringen will.

1.7. Das Kind auf dem Niveau der geistigen Behinderung

Diese Andeutung sagt zu gleicher Zeit viel und wenig aus. Einerseits weist sie auf eine ernsthafte Abweichung hin, andererseits besitzt sie, für jemanden, der inhaltlich informiert sein will, einen zu globalen

Charakter, um ihr eine deutliche Aussage über Leistungsmöglichkeiten und -grenzen zu entnehmen. Dieser Ausdruck, den man in vielen Berichten über geistig behinderte Kinder finden kann, ist auch nicht eigentlich dazu bestimmt, den pädagogischen Praktiker zu informieren. Er gibt, so kompakt wie möglich, den Zustand eines Kindes wieder, das auf bestimmte, häufig ins Auge fallende Weise vom normalen Muster abweicht. Dem Pädagogen, der bei der Erziehung dieses Kindes beraten soll, muß sich daraus die folgende Frage stellen: Was müssen wir tun, wer ist dieses Kind? Vor allem beim geistig behinderten Kleinkind, das für eine Kindertagesstätte, einen Kindergarten oder ein Heim angemeldet wird, können viele verschiedene und einander gleichende Verhaltensweisen vorkommen. Dies impliziert eine jedesmal andere (vermutliche) Prognose und gibt der konkreten Einschätzung einen anderen Inhalt und eine andere Richtung. Man sollte (evtl. mit verfügbaren Angaben aus anderen Fachgebieten im Hintergrund) in der pädagogischen Situation zu erfahren versuchen, wie jedes Kind sich mit seinen Möglichkeiten und Einschränkungen auf verschiedensten Gebieten zeigt. Erst dann kann man sehen (und dies meist nicht auf den ersten Blick), was ‚Niveau der geistigen Behinderung' in Hinblick auf dieses Kind inhaltlich bedeutet und dann Schlüsse für den individuellen Erziehungsplan ziehen. Schein und Wirklichkeit können aber über lange Zeit hinweg Verstecken spielen. Ein komplexes Ganzes von einzelnen Faktoren muß zugleich im Zusammenhang gesehen und auch gegliedert werden. Dazu bedarf es einer engen Zusammenarbeit zwischen dem *täglichen Erzieher*, der das Kind am differenziertesten kennenlernt und dem Experten, der seine Erziehung mitbegleitet.

Auf dem Niveau der geistigen Behinderung finden sich z. B.:

— *Kinder mit einer angeborenen Störung*, die sich auf alle Lebensbereiche erstreckt, wie z. B. Mongoloide, Kinder also deren Erscheinungsform auffällt und deutlich erkennbar ist;

— *Kinder mit Stoffwechselstörungen* u. dgl.

— *Kinder*, die sich vor allem *als Folge von Krankheiten* auf einem niedrigen intellektuellen Niveau befinden und auch *benachteiligte Kinder*, die körperlich, affektiv und pädagogisch vernachlässigt wurden und nicht die Anregungen für ihre Entwicklung erhielten, die sie so nötig brauchten.

— *extrem beschützte Kinder*, die durch Infantilisierung, Passivität oder ungebremstes Verhalten einen ernsthaften Entwicklungsrückstand zeigen.
— *Kinder mit sogenannten hirnorganischen Schäden*, die vor, während oder nach der Geburt eintraten (oft nur partiell, wobei nicht alle Lebensbereiche in dem Maße berührt sind, wie dies bei schweren geistigen Behinderungen der Fall ist).
— *Kinder mit autistischem Verhalten*, als Symptom verschiedener Krankheitsbilder.
— *mehrfach behinderte Kinder*, bei denen es häufig schwierig ist, herauszufinden, welche Störung primär ist.

Eine falsche und einseitige Einschätzung, durch die der wirkliche Grad der Differenziertheit nicht genügend erkannt wird, kann zur Ausschaltung möglicher positiver Entwicklungstendenzen führen, zum Übersehen von Differenzierungen in Reaktionen, die man nicht vernachlässigen sollte. Es ist darum besonders wichtig, daß eine Diagnose nicht übereilt gestellt wird. Wenn ein Kind durch ein fremdes, undurchsichtiges, abweichendes oder unangepaßtes Verhalten auffällt, ‚etikettiere' man es nicht zu schnell!
Solange noch nicht mit Sicherheit feststeht, ob die Diagnose: ‚auf dem Niveau der geistigen Behinderung' zutrifft, sollte man durch gute Anreize und eine möglichst adäquate Behandlung den Weg offenhalten, dem Kind die Chance zu geben, über das oft scheinbar niedrige Niveau herauszukommen. Durch tägliches Bemühen, in dem zielgerichtetes und auf sein Niveau abgestimmtes Beschäftigtsein in der Erziehungssituation stattfindet, können sich häufig noch bestimmte positive Tendenzen entwickeln, die man anfangs nicht wahrgenommen hatte. Ein richtiges pädagogisches ‚Annehmen' des Kindes ist doppelt notwendig, wo vorher grobe Fehler gemacht wurden.
Wie schwierig es häufig ist, eine zuverlässige Prognose abzugeben, zeigt der folgende Fall aus der Praxis:

Maria ist ein sehr schwach begabtes Mädchen von acht Jahren, das nach vielen Unannehmlichkeiten in der Schule in die Beobachtungsklasse einer Sonderschule geschickt wird. Sie wird dort gut aufgefangen, blüht auf, geht zunächst mit Freude zur Schule und tut ihr Bestes. Dennoch bleiben ihre Leistungen niedrig, so daß nach einiger Zeit die Frage entsteht, ob sie in dieser Gruppe richtig aufgehoben

ist. Nach erneuter pädagogisch-psychologischer Untersuchung wird angeraten, sie hier vorläufig zu behalten. Man rät aber zu einer genauen Augenuntersuchung, weil sich ihr Sehvermögen sehr stark zu verschlechtern schien und sie schlechter sieht als zuvor. Bei der Untersuchung stellt der Augenarzt eine ziemlich ernste progressive Krankheit fest. Das Kind wird wahrscheinlich nach einiger Zeit sein Sehvermögen völlig verlieren.
Eine ‚pädagogische' Antwort auf diese Feststellung beinhaltet im Moment u. a.: Maria in der Klasse besonders bezüglich der Orientierung von Gehör- und Tasteindrücken anzuregen. Vorsorglich wird gleichzeitig nach einer Unterbringung in einem Blindeninstitut gefragt und man orientiert sich in bezug auf Hilfsmittel, die dem Kind jetzt schon zur Verfügung gestellt werden können. Ein halbes Jahr später scheint sie, trotz besonderer Unterstützung, keine weiteren Fortschritte gemacht zu haben und ist immer noch in einer kleinen Gruppe schwer behinderter Kinder untergebracht. In den zwei darauffolgenden Jahren weiß sie sich in praktischer Hinsicht immer besser zu behaupten und es wird erwogen, sie wieder in die Sonderschule für Lernbehinderte zurückzuschicken. Dies geschieht, da auch das Sehvermögen sich günstiger zu entwickeln scheint, als es anfangs anzunehmen war.

Aus diesem Beispiel geht hervor, wie schwierig es oft ist, eine sichere Prognose zu stellen. Gleichzeitig zeigt es, daß eine pädagogische ‚Antwort' auf eine medizinische Diagnose aus einer Reflektion auf die aktuelle Situation *und* die nähere Zukunft bestehen muß. Diese pädagogische Antwort muß konkrete Richtlinien für die Erziehung im täglichen Kontakt zur Folge haben und neben den kurzfristigen Erziehungszielen auch die Zukunftsperspektive bedenken.

1.8. Der Körper und die Motorik

An der Bewegung des Körpers eines geistig behinderten Kindes fallen auch im höheren Lebensalter noch eine gewisse Kindlichkeit und einfache Bewegungsformen und Reaktionsweisen auf. Seine ‚jugendliche Dynamik' (*Buytendijk*, 1964) ist qualitativ anders. Auf diesem Gebiet wissen wir allerdings noch sehr wenig. Betrachtungen über das motorische Verhalten an sich, besonders beim geistig behinderten Kind, gibt es nur wenige.
Eine sehr enge Verbindung besteht zwischen dem Körper und seiner Bewegung und ganz bestimmtem menschlichem Verhalten (*Buytendijk*, *Merleau-Ponty*). Deshalb werden wir uns auch beim Nach-

denken mit dem Körper und der Motorik des geistig behinderten Kindes beschäftigen müssen.

„Der Körper ist eine Ausdruckskraft: er läßt Sinn entstehen. Er entfaltet immer mehr seine eigenen Möglichkeiten und gibt damit jedesmal auf neue Weise der Welt, mit der er verkehrt, einen Sinn. Wir sehen eine Offenheit der Welt gegenüber und das Erworbene wird immer wieder in eine neue Zukunft aufgenommen (*Quant*, 1962)." Dies gilt für den vollentwickelten Menschen, aber das andere Bild, das geistig behinderte Kind, bedarf unserer besonderen Aufmerksamkeit. Wir wissen und erleben es: „je weniger entwickelt der Mensch als geistiges Wesen ist, desto mehr bedarf er der Vermittlung des Körpers bei der Kontaktnahme mit seiner Welt (*Kruijssen*, 1968)." Aber dieser fundamentale Vermittler ist bei diesem Kind kein starkes kräftiges Medium.

Die Tatsache, daß auch im Gesamt-Entwicklungsprozeß des geistig behinderten Kindes die Körperlichkeit eine so große Rolle spielt, führt uns selbstverständlich in der Beschäftigung mit dem Kind dazu, seiner motoroischen Entwicklung besondere Aufmerksamkeit zu verleihen.

Das geistig behinderte Kind wird sich gerade durch sein ‚Tun', durch seinen Körper und die Bewegung in der Welt, in der es sich bewegt, orientieren. Sein Denken ist ein Denken mit den *Händen*. Sein *Selbst*bewußtsein entnimmt es dem Bewußtsein, *körperlich* etwas leisten zu können. In und durch seine motorische Aktivität kann das Kind sein Menschsein entdecken: ‚es kann auch etwas'. „In seiner Bewegung kann es lernen, seine menschliche Freiheit zu erleben (*Broeren*, 1963)." Ein Kind lernt die Welt mit und durch seinen Mund, seine Augen, seine Hände, seine Füße kennen. Wenn wir es über seinen Körper und seine Motorik auf ein höheres Niveau bringen wollen, müssen wir an seine Aktivität appellieren. „Das geistig schwache Kind ‚steht' nirgends besonders hervor, da seine Eigenaktivität nur äußerst schwach ist und es nur wenig Kraft besitzt, sich selbst hierin auszudrücken (*Kruijssen*, 1968)." Als Baby spielt dieses Kind nicht oder erst sehr spät mit seinen Händen und Füßen; der Erzieher muß diese Aktionen erst in Gang bringen. Der eigene Körper und die Körperfunktionen müssen mehr und nachdrücklicher als es normalerweise der Fall ist, aktiviert werden; in der Umwelt, in der dies geschieht, sollte die Akzeptierung des Kindes und eine gesunde Verbundenheit mit ihm im Vordergrund stehen.

Im Erziehungsplan sollte *reichlich* Raum für die Aktivitäten (aber *kein isolierter* Raum) geschaffen werden, welche die grobe und feine Motorik zur Entwicklung bringen. Diese Beschäftigung muß aber auf die Gesamtentwicklung des Kindes bezogen bleiben. Die Gefahr, daß man die motorischen Funktionen *einseitig* entwickeln will, um das Kind zu deutlichen Leistungen zu bringen, ist nämlich groß. Besondere Aufmerksamkeit erfordert das ‚Einüben', das Lernen von ‚Fangen', von ‚Anziehen' und (später) von bestimmten Arbeitstechniken, die später zu Leistungen führen, die dann mit viel zusätzlicher Anstrengung „erweitert" werden können.

Zweifellos muß die mehrfache Wiederholgung in das Lernprogramm unserer Kinder mit eingebaut sein. Ein solches Training sollte aber *nicht* auf eine reine Dressur hinauslaufen. Man versuche bewußt, durch diese Aktivität das Gesamtniveau des Kindes zu erhöhen, es in seinem gesamten Funktionieren anzusprechen. Mit dem Erlernen von Automatismen, die dem Kind nichts mehr abverlangen, ist man in ein unfruchtbares pädagogisches Klima gelangt, wobei jeder Apell an eine eigene Reaktion des Kindes wegfällt.

Aus der Erfahrung seines Körpers soll das Kind auch den *Raum* erleben können und lernen, ihn zu beherrschen.

Es ist Aufgabe des Erziehers, das Kind nicht nur zur Aktivität zu führen, sondern es auch auf dieses ‚Tun' zu beziehen. Das bedeutet, daß das Kind selbst erlebend Mittun muß; daß es sich nicht erschöpft im Zusammensein mit dem Erwachsenen, sondern aus einer *beginnenden* Distanz auf die *eigene* Aktivität ausgerichtet wird. Das Kind auf dem mit *A* und *B* bezeichneten Niveau erlebt die Bewegungen zwar, aber es ist noch nicht so weit, auch Erfahrungen daraus zu ziehen. Erst das *C*-Kind kann sich auf die eigenen Bewegungen ausrichten und damit spielend Erfahrungen erwerben. Die Hilfe des Erziehers soll also vor allem da einsetzen, wo das Kind *selbst* betroffen ist und in der Handlung etwas *erleben* kann. Der Erzieher soll so viel, so einfach und so deutlich wie möglich, das Kind zur aktiven eigenen Bewegung und Beschäftigung anregen. Er soll dies mit Hilfe kleiner Spiele tun, in denen das Kind (aus dem *C*-, *D*-, *E*- oder *F*-Niveau) sich körper-

lich ausdrücken und daraus etwas lernen kann(siehe auch Bewegungsaktivitäten, S. 149).
Ein Beispiel dafür, wie man Laufspiele in einer bestimmten Umgebung durchführen kann, soll deutlich machen, daß auch um eine einfache Bewegungsaktivität herum ein *Erlebnisfeld* liegen muß, um für das Kind eine Beziehung zu dem schaffen zu können, was es tut. So üben wir mit dem Kind ‚die großen Schritte eines sehr großen Mannes', wir laufen mit kleinen weichen Schritten, ‚um die Puppe nicht zu wekken', wir machen uns lang, ‚dann können wir an den Lichtschalter', wir laufen ‚wie eine Katze' auf allen Vieren und kriechen ‚unter den Stuhl, der das Körbchen ist' usw. Dabei erzählen wir, fragen wir, und machen so das Kind aufmerksam und wach für seine Erlebensumwelt. Der Erzieher muß sich ständig vergegenwärtigen, daß er das Kind nicht weiterbringt, wenn er es nur ‚Bewegungen' machen läßt; er muß die Erfahrung des eigenen Körpers wecken, also eine geistige Aktivität, die für die weitere Entwicklung des Kindes unentbehrlich ist.
„Wir können diesen Menschen nicht verstehen, wenn wir seine Körperlichkeit und ebenso seinen Intellekt aus dem Auge verlieren. Und wir verstehen ihn auch nicht, wenn wir seinen Körper und seinen Intellekt nicht in ihrer spezifischen *Einheit* erkennen. Eine Einheit von Sein und Funktion (*Langeveld*, 1950)."
In dem Maße, in dem das Kind seine Umwelt erlebt, erfährt es auch sich selbst in der eigenen Körperlichkeit: so wird es z. B. die Türklinke, an die es nicht heranreicht, als sehr hoch sehen. Es strukturiert seinen Raum durch die Erfahrung, was nahe und was fern ist. Den Raum, der seinem Körper nahe ist, in dem es sich nun bewegt, lernt es ständig besser kennen.
Die weitere Umgebung, der größere Raum, ist viel schwieriger zu erfahren. Die Vorstellung eines Raumes, der nicht in der Nähe ist, bereitet Schwierigkeiten. Ein normal begabtes Kind, das im Zimmer spielt, und die Mutter im Garten hört, kann sich vorstellen, was die Mutter tut, wie der Garten aussieht, usw. Die von ihm weit entfernte Situation, kann es sich doch vorstellen, weil sich in seinem Gedächtnis eingeprägt hat, was es bereits früher gesehen hat.
Das geistig behinderte Kind kann viel weniger ‚registrieren' und sein Vorstellungsvermögen ist sehr schwach; dies drückt sich auch in der Raumorientierung aus. Darum bleibt es auch beim Erleben in der kon-

kreten Nähe stecken. Bei seinem *Zeit*erleben erfahren wir dasselbe: es bildet nur sehr schwer ein Verhältnis für Vergangenheit und Zukunft aus. Das geistig behinderte Kind zeigt also keine Offenheit der Welt gegenüber und ebensowenig kann es von sich aus der Welt einen Sinn geben. Welcher Anstrengung von seiten des Erziehers es bedarf, das Kind in dieser Hinsicht weiter zu entwickeln, darauf gehen wir an anderer Stelle in diesem Buch ausführlich ein.

In der täglichen Atmosphäre muß es auch diejenigen Möglichkeiten zur Expansion besitzen, die seiner *körperlichen* Entwicklung zugute kommen und es zur motorischen Bestätigung anregt. Kinder, die zu lange im Laufgitter gestanden haben oder zu Hause zu wenig Bewegungsfreiheit besaßen, können oft mit einem großen Raum nichts anfangen, den sie anderswo erleben. Man kann häufig sehen, wie sie nach der ersten Begegnung ständig herumlaufen, für nichts ein Auge haben und schließlich in einer vagen, sinnlosen Bewegung aufhören. Ein großer Raum kann das Kind oft ängstlich machen, weil es sich noch nicht durch seine Bewegung darin orientieren konnte. Der Raum hat noch kein ‚Gesicht' für das Kind und schon gar nicht ein vertrautes Gesicht, denn er sagt ihm noch nichts.

Der Erzieher muß das Kind zur Bewegung und zur Aktivität in einem solchen Raum anregen, wodurch es Erfahrungen gewinnen kann und vielleicht sogar eine Struktur im Raum entdecken kann.

Um das Kind im fremden großen Raum sicherer zu machen, ihn besser beherrschen zu können und um ihm eine Möglichkeit zu differenzierterem Erleben zu verschaffen, muß man auch dem *Raum* selbst Aufmerksamkeit schenken, indem man ihn *einladend* und *anziehend* für das Kind gestaltet.

Dies kann auf vielerlei Weise geschehen: durch einen ruhig-heiteren Wandschmuck, durch anregende Farben für Wand und Decke, durch einen Fußbodenbelag, durch gemütlich angemalte oder ruhig-einfarbige Sitzmatten, viel Licht, sichere ‚Ecken', Stühle, die der Größe des Kindes angepaßt sind und Tische, an denen auch ‚Arbeiten' verrichtet werden können.

In dem Lebens-Spielraum des Kindes müssen bestimmte Dinge ihren festen Platz haben; dadurch soll es lernen Grenzen und eine bestimmte feste Ordnung zu erfahren. Der *kleinere* Raum kann dann für bestimmte Momente eine andere Funktion erfüllen: er hat mehr Ge-

schlossenheit und man kann darin, wenn die Umwelt es ermöglicht, dem Kind mehr Konzentration abverlangen.
Das Kind, das noch *nicht* läuft, erlebt den Raum anders. Es begegnet kleinen Sachen und kann noch keine Entdeckungen machen. Sachkundige Hilfe auf dem Gebiet der körperlichen Bewegung ist für dieses Kind besonders notwendig. Für seine körperlich-geistige Entwicklung ist das Erlernen gerichteter und beherrschter Bewegung und das Sich-Versetzen in den ‚Lebensraum' rundherum, durch das *Sichselbst*erleben in der Begegnung mit Menschen, Dingen und Situationen von besonderer Bedeutung.

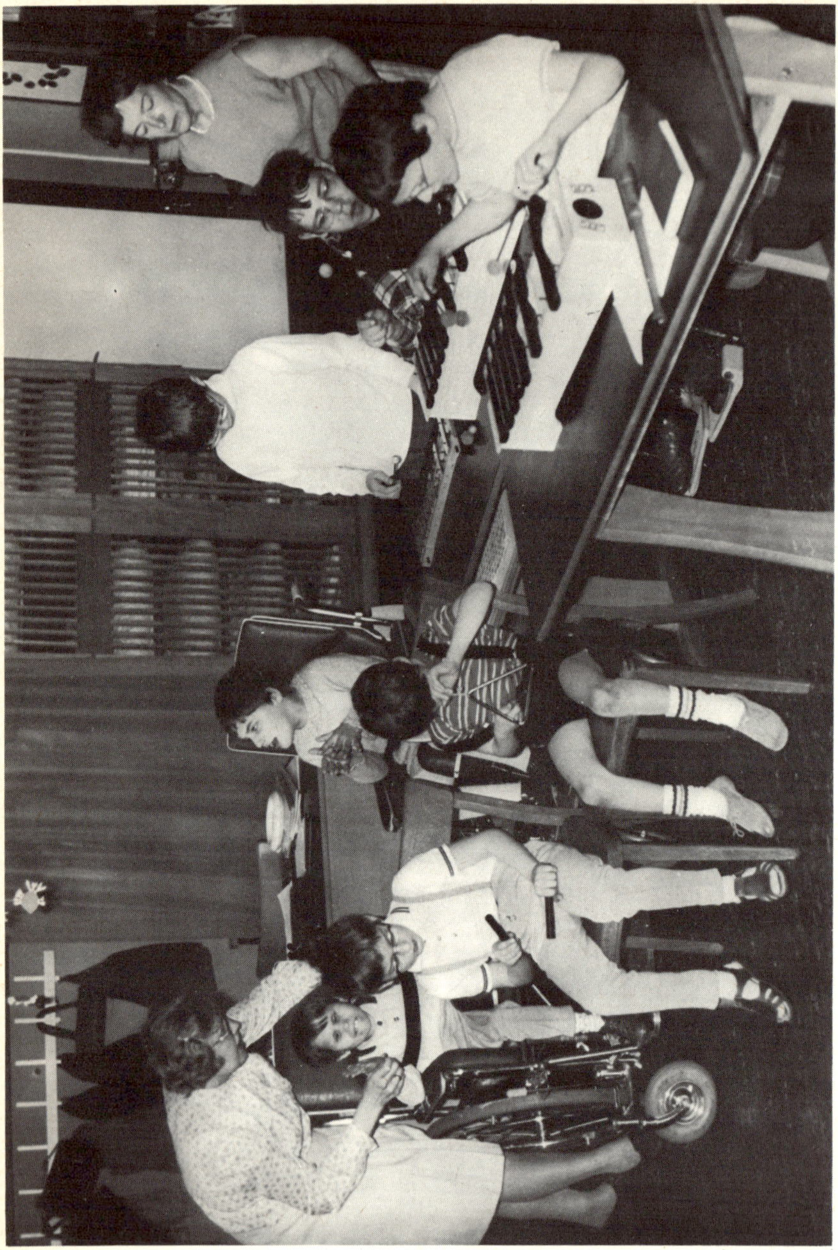

2. Die Stufen der Entwicklung[1]

In diesem Kapitel werden bei der Besprechung der verschiedenen Entwicklungsstufen oder ‚Niveaus' von A bis F Informationen zum Hintergrund der Entwicklung und Informationen über die Entwicklung auf diesem Niveau selbst gegeben, die nach den Unterpunkten 2.1.1. bis 2.1.4. aufgegliedert sind. Die mögliche ‚Erkenntnis' betrifft vor allem den *normalen* Entwicklungsverlauf; die ‚Zusammenfassung' 2.1.2. bezieht sich auf *dieses* Kind (das geistig behinderte) und seinen Erzieher. Daran schließt 2.1.3. an, mit Vorschlägen für die zielgerichtete Beschäftigung mit *diesem* Kind. Zum Schluß, in 2.1.4., ‚Greif nicht zu hoch', steht, was man im *allgemeinen* nicht erwarten und somit noch nicht anregen kann. Selbstverständlich erhält die Verwendung dieser Richtlinien, ohne Durchdenken dessen, was unter 2.1.1. = Erkenntnis steht, leicht den Charakter einer Verabfolgung von ‚Rezepten'. Für das pädagogische Handeln ist nichts schädlicher als das reine Handeln nach ‚Rezepten': man geht vorbei an der Eigenheit der Dynamik des individuellen Entwicklungsgeschehens, vorbei an der Nuancierung von Erkennen und Erleben. Dies alles aber ist in hohem Maße mitbestimmend für den generellen Zugang zum Problem, und für die Behandlung des geistig behinderten Kindes, für das die gesteckten Erziehungsziele auch erreichbar sein müssen.

1 Ursprüngliche Überschrift: Der Weg zur Menschwerdung — Differenzierung und Erlebnisniveaus.

2.1. Das A-Niveau: Zuwendung — ein schwerer Beginn

2.1.1. Hintergrund und Information

Sobald ein Kind zur Welt kommt, sind wir selbstverständlich darauf aus — in Momenten in denen es nicht schläft — zu entdecken, ob es reagiert: z. B. auf ein lautes Geräusch, ein grelles Licht. Dies sind immer die Momente, über die wir uns freuen. Aber . . . wir wollen mehr. Wir wollen das Baby zum Menschwerden wecken, zur eigentlich menschlichen Kontaktnahme und sind deshalb dankbar, wenn es in einem ersten Lächeln ausdrückt, daß es etwas von unserem Appell verstanden hat.

Es können aber oft Jahre vergehen, bevor ein Kind dieses erste Zeichen des ‚Verstehens' äußert. Das Kind wächst dann zwar, wird spürbar größer, lernt sitzen, stehen, laufen und oft sogar auch sprechen, aber es lebt doch nicht eigentlich in der Welt der Menschen; es lebt zwar inmitten von Menschen, nimmt aber in ihrem Leben nicht richtig Teil und kann sich folglich nicht im menschlichen Sinne entwickeln. Unsere *behinderten* Kinder leben oft in einer ‚dunklen' Welt, zu der sie keinen Kontakt haben. Sie gehen an Menschen und Dingen vorbei, auch wenn sie sie hören und sehen. Der *wahre* Kontakt kam nicht oder nur sehr unvollständig zustande.

Von der Erziehung her gesehen, müssen wir das Kind also zunächst auf uns ausrichten, und zwar zuerst aus dem körperlichen Kontakt heraus und von daher müssen wir unsere Welt für das Kind fesselnd machen. Wir tun das, so wie eine Mutter ihr Baby anregt.

Wir werden aber schnell entmutigt: Die Beschäftigung scheint so sinnlos, dort wo keine Antwort kommt! Doch müssen wir durchhalten und bewußt das durchsetzen, was anfangs spontan geschieht. Wir müssen versuchen, das Kind aus seinem Eingesponnensein, aus seiner Isolierung herauszuziehen, denn menschlicher Kontakt beinhaltet auch ein „auf den Anderen zugehen, aus sich Heraustreten".

Um dieses Ziel zu erreichen, bedarf es des vollen Einsatzes des Erwachsenen: er muß sich in voller Liebe und Konzentration dem Kind zuwenden, um zu versuchen, ihm kleinste Reaktionen zu entlocken: Kontaktmomente, die das Kind von sich aus gibt. Nur bei vollständigem persönlichen Einsatz des Erziehers kann das glücken. Der Erzieher kann seine starke Beziehung zu dem Kind auch körperlich dadurch ausdrücken, daß er das Kind z. B. auf den Arm nimmt oder ihm in einer beschützenden, vertraulichen Gebärde den Arm um die Schulter legt. Er muß mit Hilfe eigener Möglichkeiten, mit erwartungsvoller Spannung in Stimme, Mimik, Gestik und Blick in bestimmten Momenten Überraschung beim Kind hervorrufen können. ‚Hör mal', ‚Was ist das', ‚Schau mal', ‚Komm mal her' . . . Dieser Appell kann in verschiedenen Situationen stattfinden, in denen die Erwartung und damit die Andeutung des ‚weiter' geschaffen werden kann. Dabei hängt viel von der Erfindungsgabe des Erziehers ab. Wir werden weiter unten einige Anregungen zur Verwendung von bekannten Gegenständen geben, die für dieses Ziel zu gebrauchen sind. Ob aber das Kind gefesselt ist oder nicht, hängt vor allem von der Art des Anbietens und von der Intention des Erziehers ab.

Die folgenden Beispiele sollen nur eine Vorstellung davon geben, wie man sich mit dem Kind beschäftigen kann. In welcher Form das stattfindet, hängt davon ab, wo man sich gerade befindet und von dem Moment, in dem man erwartet, das Kind am leichtesten ‚packen' zu können. In diesem Moment muß man die naheliegendste Möglichkeit ergreifen und gelegentlich auch etwas zaubern.

Anfänglich wird ein Kind nicht durch seine Umgebung angesprochen. Die Dinge sagen ihm nichts. Sie haben keinen Erlebnischarakter. Die Art des Sehens wird bestimmt durch die Reizqualität und dadurch, welche Bedeutung das Objekt für uns besitzt. In engem körperlichen Beisammensein mit dem Erzieher wird auf das Kind dann etwas fesselnd wirken, wenn der Erzieher es dem Kinde etwas näher bringen kann, was vorher so weit von ihm entfernt war. Um das Kind herum wird ein Spannungsfeld für ein Erlebnis geschaffen: das Kind soll das Anreizende der tickenden Uhr, des tropfenden Wasserhahns, des an- und ausgehenden Lichts, der Musik usw. erfahren. Man kann sich selbstverständlich nicht lange Zeit hintereinander auf diese Art und Weise mit einem Kind beschäftigen, aber der Erzieher kann häufig die Aufmerksamkeit auf gleiche Momente richten und er wird vorzugsweise natürliche Situationen nehmen, um sich mit dem Kind zu beschäftigen und dabei auf den Lebensrhythmus des Kindes achten. Das Kind hat gute, ‚wache' Momente und auch schlechte. Gerade

diese guten Momente, die häufig nach einer Schlaf- oder Ruheperiode liegen, muß man intensiv nutzen.
Wenn es in den guten Momenten ‚mitdenkt', dann werden die anfangs kurzen Zeiträume langsam größer und damit ist der erste Ansatz zum menschlichen Reagieren geweckt.

2.1.2. Zusammenfassung — *A*-Niveau

Das Kind
a) lebt ohne jeglichen Kontakt mit den anderen Menschen in der Menschenwelt.
b) muß aus seiner Isolierung geweckt werden.
c) muß über den intensiven Kontakt mit dem Erzieher durch die Außenwelt gefesselt werden.

Der Erzieher
a) muß alles tun, um dem Kind behilflich zu sein.
b) muß über Stimme, Gestik, Mimik und körperlichen Kontakt das Kind fesseln.
c) muß für das Kind ganz nah fühlbar und sichtbar sein, in intimer Geschlossenheit (Kind auf den Arm, auf den Schoß nehmen; zusammen mit Arm auf den Schultern des Kindes spazieren gehen).
d) muß verschiedene Überraschungsmomente einschalten: ‚Hör mal', ‚Schau mal', ‚Was ist das?', aus spontanen Situationen heraus.
e) muß die guten, wachen Momente des Kindes ausnutzen, in der Hoffnung, daß das Kind gerade gefesselt zuschaut, mithört usw.

2.1.3. Richtlinien für die zielgerichtete Beschäftigung

a) Wir schalten den *Lichtschalter* ‚an' und ‚aus' und sprechen dabei ‚an', ‚aus' mit Spannung, kräftig und kurz, zugleich schauen wir gespannt nach der an- und ausgehenden Lampe.
b) Wir machen die Schranktür ‚auf' und ‚zu', und schauen selbst auch wieder deutlich gefesselt, der Bewegung der Tür nach, in dem Sinne von: ‚was ist jetzt? Weg damit . . . auf, zu, auf, zu.'

c) Das *Pendel* der Uhr macht, während wir uns mitbewegen, ‚tick', ‚tack', ‚tick', ‚tack', ‚hin', ‚zurück', ‚hin' und zurück'. Dabei sprechen!
d) Den *Wasserhahn* machen wir voller Spannung ‚auf': ‚Horch ... ssss' und ‚zu': deutliche Stille. Dann wieder ‚auf ... ssss', ‚zu'.
e) Eine *Spieluhr* spielt eine kurze Weise oder ein *Glöckchen* läutet; ein *Flötenkessel* pfeift. ‚Horch ...' Wir gucken erstaunt und legen dieses Erstaunen auch deutlich in unsere *Stimme*. Dabei halten wir unseren Finger in die Höhe ‚Horch'.
f) Wir lauschen gespannt nach sich *nähernden Schritten*, einem Geräusch von draußen, einem hupenden *Auto*, einem bellenden *Hund* usw.
g) Wenn das *Telefon* oder eine *Klingel* klingelt: ‚Horch, ... gehst du mit?'
h) Wir sitzen auf dem Fußboden, dem Kind direkt gegenüber und rollen ein großes *Wollknäuel* auf es zu: ‚Sieh mal, da kommt es ... nimm es ...'
i) Wir kitzeln das Kind oder rollen es auf dem Rücken hin und her, ganz ausgelassen lachend, so daß es unser lachendes Gesicht deutlich sehen kann.
j) Das Kind sitzt und wippt und schwingt mit Armen oder Beinen hin und her. Ausgelassen und deutlich lachend versuchen wir z. B. Arme oder Beine zu packen, um die Bewegung zu unterbrechen. — Dann wieder loslassen, um später wieder zuzugreifen usw. Versuchen, das Kind in diesen ausgelassenen Momenten zu fesseln!

2.1.4. Greif nicht zu hoch!

Wir können auf diesem Niveau noch nicht erwarten:
a) *daß das Kind schon sauber werden kann.* Auch wenn es schon sitzen kann, kann es noch nicht verstehen, was wir von ihm wollen. Das einzige, was wir in dieser Richtung versuchen können, ist herauszubekommen, zu welcher Tageszeit das Kind Pipi usw. macht — manche Kinder zeigen darin einen bestimmten Rhythmus — und das dann aufzufangen. Sollte das glücken, können wir schon sehr froh sein. Wichtig aber ist, das Kind so trocken und so sauber wie möglich zu

halten, so daß es das ‚Naß-und-Schmutzig-Sein' als unangenehm empfindet.

b) *daß die Sprache sich schon entwickelt.* Daher dürfen wir noch nicht versuchen, das Kind kleine Wörter sprechen zu lassen. Wenn dies auch vereinzelt glücken sollte, so hat das Kind nur wenig davon, weil die Bindung der Sprache an den Kontakt mit einem Menschen noch nicht hergestellt ist. Seine Sprache ist dann eine Art von ‚Papageiensprache' oder eine Sprache, die nur es selbst versteht.

Das Sinnvollste, was wir hier tun können, ist das Kind für die *Bewegungen* zu interessieren, die wir mit unseren Lippen und unserer Zunge machen; z. B. formen wir ein ‚o' mit unseren Lippen oder wir strecken unerwartet unsere Zunge heraus und ziehen sie schnell wieder zurück oder wir ‚schnalzen' mit unserer Zunge usw.

c) *daß das Kind allein ißt.* Vielleicht kann man dem Kind durch endloses Einüben beibringen, etwa seinen Becher mit einem Schluck Tee alleine festzuhalten; vielleicht sogar, daß es diesen zum Mund führen kann, um zu trinken. Aber diese Tätigkeit bleibt dann doch ein ‚Kunststückchen' für das Kind, weil es den Sinn dessen, was es gerade tut, noch nicht begreifen kann. Was wir wohl versuchen können, ist das Kind für etwas das ansprechend ist, zu interessieren. Wir legen — immer in einer bestimmten erwartungsvollen Spannung — etwa ein Stück Brot (mit etwas belegt) auf seinen Teller; in der Hoffnung, daß es das sieht und etwas später vielleicht danach greift und es ißt. Oder wir brechen von einem Stück Kuchen deutlich etwas ab und geben es ihm: dabei sagen wir ‚lecker' und drücken das auch durch Mimik und Handbewegung aus. Wir hoffen dann, daß das Kind nach einiger Zeit selbst zu dem Stück Kuchen greift oder zu erkennen gibt, daß es etwas davon haben möchte. Wichtig ist, daß das Kind erfährt, daß es das Stückchen von *uns* bekommt und *uns* fragen muß. Je mehr es lernt, sich auf uns zu richten, desto besser.

2.2. *Das B-Niveau: Mitdenken*

2.2.1. Hintergrund und Information

Diese Entwicklungsstufe hat das Kind dann erreicht, wenn es den Wunsch nach Kontakt zeigt; dann hat es sich ein Stück weiter entwickelt in Richtung ‚Verstehen', ‚Zusammensein' was anfangs vielleicht nur für eine kurze Zeitspanne geschehen ist. Das Kind scheint jetzt etwas mitzuerleben beim gemeinsamen Hören, in gemeinsamer gespannter Erwartung, bei gemeinsamer Bewegung im Rhythmus der Musik. Es genießt das Beisammensein, was wesentlich mehr ist — menschlich und pädagogisch gesehen — als ein in sich selbst versunkenes ‚Wohlbefinden' in dem es gefesselt nach etwas schaut, das nur für es allein zu bestehen scheint.

Das *B*-Kind erfährt nicht nur die Bewegungen, die seine Arme machen, es wird durch sie gefesselt, es schaut nach ihnen; sowie es auch nach den Dingen schaut (und plötzlich greift), die mit seinen Händen in Berührung kommen. Es bewegt sich, schlägt, trampelt, macht Geräusche und genießt das auch sichtbar. Es erlebt etwas in diesem Beschäftigtsein, wie es auch etwas durch Sehen, Hören, Fühlen, Bewegen miterlebt im Zusammensein mit dem Erwachsenen, der es anregt. Es richtet sich damit nach außen, an etwas, das es erwartet, also an etwas, das in der *Zukunft* liegt.

Diese Erfahrung aber entsteht — vor allem bei unseren *Sorgenkindern* — nicht von allein. Von sich aus sind sie weniger aktiv und zeigen viel weniger einen ‚inneren Drang' groß zu werden, als das normal begabte Kind. Hier ist es auch wieder der Erzieher, der das Kind in einen bewußten Kontakt mit der Außenwelt bringen muß. Wir tun dies dadurch, daß wir ihm helfen, seinen eigenen Körper zu entdecken, indem wir es zu allerlei Bewegungsspielen, zum Sich-umdrehen und Sitzen anregen.

Wir tun dies ebenso, indem wir es mit *verschiedenem Material* in Kontakt bringen. Für das *A*-Kind bringen wir ständig einfache Situationen zustande, um vor allem das Zusammensein zu betonen, durch ein ‚Hör mal', ‚Schau mal'. Das Kind auf dem *B*-Niveau bringen wir eher direkt an die Dinge heran. Das Material an sich soll aber nicht das Kind fesseln: wir als Erzieher sind es aufs Neue, die das

Spielzeug in die Erlebnissphäre rücken müssen, um beim Kind ein *Mit*denken entstehen zu lassen, was vorläufig allein seine Reaktion sein kann. Dieses *Mitdenken* führt noch nicht zum spontanen *Mittun*, dafür hält die Aufmerksamkeit, die das Kind aus sich selbst heraus den Dingen schenkt, noch zu kurz an.

Ein *intensiver Kontakt* zwischen Erzieher und Kind bleibt notwendig, wenn auch das gemeinsame auf dem Boden sitzen (auf einer kleinen Matte z. B.) und mit Spielzeug arbeiten, eine gewisse Distanz ausdrückt. Mit dem Kind noch ganz nahebei, machen wir unsere ersten *Entdeckungen*, was das Material angeht; *nicht* in dem Sinn, *wie es aussieht* oder was wir damit *tun* können, denn dem schenkt das Kind noch keine Aufmerksamkeit. Das tut es aber, wenn wir es erfahren lassen, was man damit durch Bewegen, Hören, Sehen und Fühlen, *erleben* kann. Wir brauchen deshalb verschiedenes Material, um im Gefühlsleben des Kindes Nuancierungen hervorrufen zu können. Diese verschiedenen Gefühlsabstufungen können wir durch *unsere* Art zu schauen, zu handeln, zu hören ausdrücken und durch die Art, unsere Gefühle zu diesem Material in Worte zu fassen. Dieses ‚in Worte fassen' ist eher ein ‚Vertonen', ein mit Hilfe des Tons zum Ausdruck bringen, als ein Benennen. So wird das ‚Miau-Kätzchen' ausgedrückt mit: lieb, weich, klein, In-Schutznehmen. Und der ‚Bär': dunkel, brummbrumm, kräftig, tapfer. Auch *sehen* wir den Bär anders an, als das kleine feine Kätzchen und drücken diesen Unterschied auch in unseren Handbewegungen aus. Der Erwachsene legt also in die *Gefühlssphäre* die Differenzierung.

Das Fühlen, Hören, Bewegen, Sehen als *objektive Wahrnehmung* kann das Kind noch nicht ganz erreichen, ebensowenig wie das *Benennen* der Gegenstände. Es kommt jetzt vor allem auf die *Gefühlssphäre* an, die um das Material herum wachgerufen wird und wir hoffen, daß das Kind zum *Miterleben* kommt. Das Material, das wir in dieser Erlebnissphäre anbieten, kann sein: hartes und weiches Material, verformbar oder nicht, es kann sich warm oder kalt anfühlen; man muß es rollen oder schieben können; es kann sich bewegen oder nicht; es kann ein helles Geräusch machen usw. Dabei muß das Kind die Sachen in den *Mund* stecken können. Das Kind, das auf dem *B*-Niveau reagiert, kommt nämlich vor allem über seinen Mund in Kontakt mit seiner Umgebung.

Das *Erleben* von *Abstufungen* bringt Struktur in die kindliche Erlebniswelt. Es wird so schon unbewußt auf den Zusammenhang zwischen den Dingen ausgerichtet, seine Welt gelangt mehr in die Nähe der Wirklichkeit. Jetzt wird ein großer Einsatz vom Erwachsenen erwartet. Nur aus einer sehr engen Beziehung zum *Kind* (und mit dem Kind zusammen zum *Spielzeug*) wird der Erzieher von sich aus diese Erlebensnuancen zum Ausdruck bringen und sie dann auf das Kind übertragen können. Erst dann kann man erwarten, daß das Kind gefesselt zuschaut und auf verschiedene Weise zu erkennen gibt, daß es mitlebt und mittun will. Wenn wir es sich selbst überlassen, hoffen wir, daß es sich auch mit den Sachen, die rings herum ausgebreitet sind, bewegend beschäftigt. Es soll damit schlagen, es in den Mund stecken, und es hin und her schwenken und sich an den Widerständen, die es im Raum erlebt, orientieren lernen.

2.2.2. Zusammenfassung des *B*-Niveaus

Das Kind

a) empfindet Freude am Zusammensein mit dem Erzieher;

b) erlebt die Umwelt um es herum durch gemeinsames bewegendes Schauen, Hören, Fühlen als angenehm und kann darin ‚aufgehen‘;

c) erhält jetzt in einem eigenen Raum, z. B. im Ställchen oder in einer abgeschlossenen Ecke des Zimmers oder auf einer Matratze oder Matte Kontakt mit Spielzeug. Am Tisch kann es noch nicht dem Material gegenüber sitzen. Diese Distanz ist noch zu groß.

Der Erzieher

a) muß das Spielzeug für das Kind zum Leben bringen;

b) sitzt darum nahe beim Kind mit auf dem Boden;

c) ruft durch Mimik und Gestik, durch Handeln, durch seine Stimme und ein Vertonen der Gefühle um das Spielzeug eine Erlebnissphäre hervor. ‚Liebes Kätzchen, ei, weiches Kätzchen‘;

d) verwendet verschiedene Arten von Spielzeug, um so viel Gefühlsnuancen wie möglich zum Ausdruck zu bringen;

e) versucht diese Erlebnissphäre mit dem Kind zu vertiefen, sei es auch nur für kurze Zeitspannen;

f) benutzt auch hier wieder die günstigsten Augenblicke; z. B. nach Schlaf- oder Ruheperioden des Kindes;
g) hofft, daß das Kind sich, sobald es allein ist, durch Trampeln, Rollen, Schlagen, Bewegen, Greifen, Nagen am Material weiterorientiert.

2.2.3. Richtlinien für die zielgerichtete Beschäftigung

a) Wir sitzen nahe beim Kind auf dem Boden und bringen es mit dem Spielzeug in Berührung. ‚Schau mal, liebe Puppe, ei Puppe, Puppe schläft . . .' Und mit Hilfe unserer Stimme, Gestik und Mimik und durch die kleinen Wörter, die wir sprechen, drücken wir ‚lieb', ‚ei', ‚schläft' usw. aus. So stellen wir mit dunkler, etwas harter Stimme, mit einem quasi-ernsten Blick und mit kräftigem, aber doch sorgsamen Griff das ‚Bärchen' „brumm-brumm" dar.
b) Wir lassen wiederholt ein *Wollknäuel* aus geringer Entfernung auf das Kind zurollen, um zu sehen, wie es rollen kann. ‚Rrr, da kommt es, hör! . . . Paß auf . . . da kommt es wieder . . . böser Ball . . .' Wieder lachende Spannung in Stimme und Blick. Und wir versuchen vorsichtig, mit der Hand des Kindes in unserer Hand, den Ball wieder zurückzustoßen . . . ‚Weg mit dir'.
c) Wir nehmen einen *Klotz* und lassen ihn betont schwerfällig umkippen. Das Hochheben geht schwerer als das plötzliche Zurückfallenlassen auf die andere Seite. Auch das wird deutlich ausgedrückt. Aus unserem betonten Beschäftigtsein muß das Kind die Erlebnisqualitäten des Materials miterleben.
d) Wir spielen mit Hilfe einer Puppe oder einem Bär ‚guck-guck' mit dem Kind. Dazu halten wir das Spielzeug hinter unseren Rücken oder neben das Kind und zaubern es dann plötzlich (aber nicht so abrupt, daß das Kind erschrickt) wieder zum Vorschein. Dabei halten wir stets Augenkontakt mit dem Kind und drücken mit unserem Blick lachend die Spannung aus ‚Wo ist es? Das Püppchen ist weg' — Und ‚Schau, da kommt es . . . da ist es wieder . . .' Danach folgt wieder Entspannung.
e) Wir lassen sehr betont einige Klötzchen in einen Kasten fallen. ‚Hör, das, das . . . noch eins? . . . nun dieses . . . wieder eins . . . dies . . . noch eins?' Wir hoffen, daß das Kind auf eine solche Frage irgendwie reagieren wird.

f) Wir schauen zusammen nach draußen und reagieren immer verschieden auf spielende Kinder, auf schnell fahrende Autos, auf schreiende Jungens oder auf eine Schranke, die sich öffnet . . . und fassen die Gefühlswelt rund um das Geschehnis in Worte.
g) Mit dem Kind zusammen streicheln wir vorsichtig einen jungen Hund oder ein Kätzchen oder sehen uns ein Meerschweinchen an und sagen dabei: ‚Ei, Hündchen . . . liebes Kätzchen . . . miau Kätzchen . . . schau mal, wie schön'. —
h) Wir machen ein mimisches Spiel mit dem Kind. Ein quasi-böses Gesicht ziehen, dann wieder lachend entspannen usw. Das Kind reagiert nach einer gewissen Zeit anders auf die verschiedenen Gesichtsausdrücke oder versucht vielleicht, selbst böse auszuschauen.
i) Lachend tun wir so, als ob wir dem Kind abnehmen wollen, was es in der Hand hält, z. B. seine Rassel. ‚Ich nehm es, halt es fest . . . Ich nehm's gleich.' Dabei packen wir die Rassel; aber nicht so fest, daß das Kind losläßt. Auf diese Weise versuchen wir, das Kind Widerstand leisten zu lassen, indem es kräftiger festhält.
j) Wir laufen mit dem Kind herum und ziehen zusammen, vorsichtig und gebannt hinter uns schauend, ein Wägelchen fort und sprechen dabei mit dem Wagen! ‚Kommst du . . . Gehst du mit? . . . Ja, sieh, da kommt es'.
k) Wir versuchen erwartungsvoll, das Kind zu uns zu locken, indem wir die Arme weit ausbreiten und es in kleinen Abständen rufen oder in die Hände klatschen.
l) Wir machen Geräusche vor dem Kind, mit Hilfe einer Rassel oder eines Stöckchens, mit dem wir auf eine Trommel oder einen Punchingball schlagen. Dann halten wir kurze Zeit inne . . . spannungsvolle Stille . . . dann wieder schlagen usw. ‚Horch mal'.
m) In der Badewanne lassen wir ein Entchen sichtbar ‚schwimmen' oder ein Schiffchen ‚fahren', dabei machen wir mit der Hand Wellen.
n) Das Kind liegt auf dem Rücken. Lachend fahren wir Rad mit seinen Beinen. Wir hoffen, daß das Kind, sobald wir etwas nachlassen, selbst diese Bewegung weitermacht.
Für die obengenannten Spiele brauchen wir an *Material:*

— ein Knautschtierchen
— ein großes Wollknäuel

— einen weichen Ball
— einen Würfel
— ein Entchen und ein Schiffchen
— ein großes aufblasbares Tier
— Zugtiere und -wagen, mit oder ohne Geräusch
— eine Spieldose
— einen Punchingball
— eine Rassel
— eine Trommel mit Stöckchen
— Nylon-Plüsch-Tiere.

Man sollte vor allem Spielzeug verwenden, das sich bewegen kann, das sich angenehm anfühlt, ein Geräusch macht, das in den Mund gesteckt werden kann und das für das Kind anziehend aussieht (z. B. lustige Farben).

Liedersingen:
Dabei geht es vor allem um ein hörendes, fühlendes und bewegendes Miterleben. Wir haben das Kind ganz nahe bei uns oder auf dem Schoß und singen, indem wir uns hin und her bewegen:
„Schlaf, Kindchen schlaf", „Alle meine Entchen", „Heile, heile Segen"
— in der Hoffnung, daß es sich irgendwann mitbewegen wird oder die Geräusche mitmachen wird oder durch andere Zeichen deutlich machen wird, daß es gern mitsingen möchte. Viele Kinderlieder sind hier noch zu schwer.
Wir lassen Lieder aus, die zu viele, zu schnell wechselnde oder zu starke Bewegungen verlangen.

2.2.4. Greif nicht zu hoch!

a) *Wir dürfen nicht zu lange Zeit hintereinander versuchen, das Kind gefesselt zu halten.* Die Spiele müssen *zeitig* beendet werden und dürfen nicht auf eine Enttäuschung hinauslaufen. Die Momente der Aktivierung müssen als angenehm und voller Freude erfahren werden!
b) *Dem kräftig umherlaufenden B-Kind keinen zu großen Raum ge-*

währen! Viel Bewegung aktiviert und entwickelt zwar die Motorik, lenkt die Kinder aber von einer *vertieften* Beschäftigung, einer Konzentration ab. Daher raten wir für das *B*-Kind an, es einige Male am Tag auch in kleinere Räume zu bringen, in einen Laufstall oder eine abgeschlossene Ecke eines Zimmers oder in ein eigenes Zimmer, wo es mit einem Gitterzaun in der Türöffnung vom übrigen Haus getrennt, aber doch in Verbindung mit ihm ist. Umgeben von seinem Spielzeug, das auf dem Boden um es herum liegt, können wir uns dort mit ihm beschäftigen und hoffen, daß es durch eigene Beschäftigung mit dem Material Erfahrungen macht. Auf diesem Niveau ist es nicht gut, dem Kind zu verbieten, etwas in den Mund zu stecken. Denn das *B*-Kind orientiert sich immer noch mit Hilfe des Mundes.

c) *Wir sollten noch nicht probieren, das Kind sauber zu bekommen.* Auch hier gilt das unter *A* gesagte. Wichtig ist, daß das Kind das ‚Trokkensein' als angenehm erlebt; daher sollte man versuchen, das Bächlein aufzufangen und das Kind regelmäßig zu wickeln.

d) *Wir können noch nicht erwarten, daß das Kind allein essen kann.* Vielleicht können wir schon so weit kommen, daß es selbst mit der Hand ein Stück Brot zum Mund führt oder ein Stück Kuchen ißt. Der Umgang mit Gabel oder Löffel ist für das *B*-Kind aber noch nicht möglich.

e) *Es hat wenig Sinn, das Kind anzuspornen, Wörter nachzusprechen.* Wir müssen zwar ständig viel mit ihm reden; viel von dem in Worte fassen, was wir zusammen tun und dies auch, wenn es selbst in dieser Richtung noch nichts unternimmt. Zugleich können wir mit ihm allerlei sprachvorbereitende Lippen- und Zungenspielchen machen (wie z. B. die Zunge schnell ausstrecken und wieder einziehen, die Lippen vorstülpen usw.)[1].

1 Siehe auch Dr. M. H. Goedman, M. G. H. den Haan und Dr. H. Koster, Die Erziehung des geistig behinderten Kindes, Nijkerk 1969 (im folgenden ‚Die Erziehung . . .' genannt). (Noch nicht ins Deutsche übertragen).

2.3. Das C-Niveau : Mittun

2.3.1. Hintergrund und Information

Ursprünglich waren wir es, die Erzieher, die alles taten, um das *A*- und *B*-Kind aus seiner Isolierung zu wecken, um es auf uns selbst und über uns auf die Außenwelt auszurichten. Das Kind auf dem *C*-Niveau tritt nun — anfangs noch zögernd — durch kleine eigene Aktivitäten der Welt entgegen. Wir sehen z. B. wie es nicht nur durch die Bewegungen gefesselt ist, die seine Hände vollführen, sondern wie es selbst versucht, seine Hände zu beherrschen. Die Bewegungen geschehen jetzt nicht wie ‚aus Versehen', sondern es arbeitet sie aus; es versucht sie zu richten; es machte ‚Spielchen' daraus; so wie es auch mit Geräuschen experimentieren wird. Es ruft wiederholt Situationen hervor und erwartet eine ‚Antwort' darauf. So sehen wir es ständig mehr mit sinnvollen Aktivitäten beschäftigt.

Es sind auch hier wieder die *Erlebniserfahrungen*, die das Kind weiter in Richtung auf eine objektiv erlebte Welt bringen. Sie lassen es länger und gezielter nach den Dingen schauen, erstaunt sein über eine unerwartete Wirkung. So ist das Kind dann vollauf mit sich selbst beschäftigt. Es bewegt sich mit dem und gegen das Material und erfährt so Widerstand; es leckt daran, hält es gegen seine Wange, fährt mit seinen Fingernägeln darüber und wird gefesselt durch das, was es sieht, hört und fühlt.

Anfangs lebte das Kind in einer undeutlichen, nicht strukturierten Welt; durch die Erfahrungen, die es jetzt macht, sprechen die Gegenstände es mehr an, offenbaren ihm mehr Eigenschaften und heben sich vom Hintergrund ab.

Die Gegenstände haben einen Reiz für das Kind und es reagiert z. B. darauf durch Anfassen, um sie kurz darauf wieder loszulassen, weil etwas anderes fesselnder ist.

So kommt das Kind zu einer bewußteren Zuwendung zu den Dingen; die Umwelt wird zu einer deutlicher strukturierten Erlebniswelt. Das Kind entdeckt jetzt mehr Unterschiede beim Fühlen, Hören, Bewegen und Sehen und erfährt auf diese Weise gleichzeitig auch Zusammenhänge. Es entdeckt, daß sein Bärchen schön weich ist und ein Klotz hart; daß es nicht in den Klotz kneifen kann, wohl aber in seine Puppe.

Langsam sehen wir auch, wie das Kind Vorlieben für Dinge zu entwickeln beginnt, wie es ein bestimmtes Material auswählt. Dadurch, daß es die Dinge miteinander in Verbindung bringt, erfährt es die Unterschiede. Die Kinder, die auf dem *A*- und dem *B*-Niveau reagieren, zeigen auch schon Vorlieben — aber auf eine andere Weise. So ist z. B. ihr Nuckeltuch ein Stück von ihnen selbst. Sie suchen es aus einem inneren, mehr instinktiven Bedürfnis heraus. Ihr Gefühl von Wohlbehagen und Befriedigung wird durch dieses Tuch verstärkt. Wir können sie aber nie damit spielen sehen, so wie es das *C*-Kind tut. Sie schauen nicht danach und ergründen auch nicht seine Spiel-Möglichkeiten, sondern haben nur ein schönes Erlebnis, mehr nicht.
Bei dem *C*-Kind zeigt sich eine deutlichere Gerichtetheit. Über hörendes, fühlendes und nun vor allem auch sehendes Bewegen entwickelt es sich; zwischen ihm und dem Material und zwischen ihm und uns entsteht eine bestimmte Distanz.
Seine veränderte Haltung gegenüber der Welt hat selbstverständlich auch Einfluß auf unsere Haltung ihm gegenüber. Mit dem *C*-Kind zusammen wenden wir uns nun hauptsächlich den Dingen um uns herum zu und versuchen, dem Kind deutlich zu machen, was es mit dem Spielzeug tun kann. Wir lassen es das Material entdecken, indem wir es durch Blick, Wort und Gestik anregen. Wir machen dies dem Kind sehr konzentriert vor und versuchen es dabei mit einzubeziehen. So schlagen wir z. B. langsam und deutlich mit einem Stöckchen auf eine Dose und danach auf eine Trommel und drücken unser Erstaunen über die Verschiedenartigkeit des Klanges aus; oder wir läuten mit einem Glöckchen und lassen das Kind zusehen, wie sich der Klöppel hin und her bewegt.
Vor allem unsere *Sorgenkinder* müssen zu einem solchen zielgerichteten Beschäftigtsein angespornt werden. Zu leicht fallen sie zurück in ein stereotypes und sinnloses Verhalten, bei dem die Aufmerksamkeit verloren geht . . .
Wir müssen ihnen bewußt dazu verhelfen, daß sie mehrmals täglich das Material entdecken. Deshalb sitzen wir zusammen mit ihnen auf dem Boden oder spielen an einem sehr niedrigen Tischchen, vor dem das Kind bequem auf dem Boden sitzen kann. Um es nicht zu verwirren, schieben wir das überzählige Spielzeug zur Seite, um unsere Aufmerksamkeit konzentriert auf das richten zu können, was nahe bei

uns steht. Wenn das Kind zu unruhig zu sein scheint, dann müssen wir seine beiden Hände mit sanftem Druck gegeneinander halten, seinen Blick fangen und ihn auf uns richten. ‚Schau, jetzt machen wir das'.

Wir machen ihm nun langsam vor, wie wir mit dem Stöckchen auf die Trommel schlagen oder Klötzchen in einen Kasten stecken oder die Ringe nacheinander auf eine Ringpyramide schieben. Diesen Vorgang wiederholen wir immer wieder mit der Hand des Kindes in unserer Hand und hoffen, daß es schließlich von selbst mitmachen wird und diese Beschäftigung auch aufnehmen wird, wenn es allein ist. Sein Nur-so-etwas-tun (was zwar eine Aktivität bedeutet aber nicht sinnvoll ist) muß mehr und mehr zu einem gerichteten Handeln werden und *das* müssen wir ihm beibringen.

Über die gerichtete Aktivität im Mittun muß das Kind zu einem Verständnis des Miterlebens kommen. So kann es geschehen, daß wir bei dem Kind etwas von einer gewissen Bewußtheit wahrnehmen, diese Handlung ausführen zu können oder wenigstens einen Teil davon. So hat es z. B. gesehen, wie man Murmeln in ein Kästchen getan hat oder einen kleinen Würfel in einen größeren und versucht es dann auf seine Weise selbst, oder es führt (oft auch mit anderem Material) ähnliche Handlungen aus. In einer solchen Aktivität drückt sich dann die Gerichtetheit auf das Mittun aus, das zu tun, was wir taten.

Und so erkennen wir immer mehr Formen einer Sinngebung. Das Kind kann den Sinn einer Handlung nur verstehen, wenn es sie selbst verstehen kann. Daher können wir auch nur in sehr kleinen Schritten einen Fortschritt erwarten.

2.3.2. Zusammenfassung des C-Niveaus

Das Kind

a) zeigt etwas mehr Aufmerksamkeit für die Dinge der Außenwelt;
b) kann sich schon etwas konzentrieren;
c) ist schon auf seine Beschäftigung ausgerichtet (merkt z. B. bei Geräuschen auf, die es selbst macht und experimentiert damit);
d) hat auf dem Boden in einem eigenen Eckchen oder an einem sehr

niedrigen Tisch (an dem es bequem auf dem Boden sitzen kann) sein Spielzeug um sich herum liegen.

Der Erzieher

a) richtet im konzentrierten gemeinsamen Beschäftigtsein das Kind vor allem auf das Material aus; der Erzieher muß das Kind anregen, selbst Aufmerksamkeit zu zeigen;

b) schafft deutliche Verbindung zwischen den Dingen: läßt hören, daß das Schlagen auf eine Trommel anders klingt als das Schlagen auf einen Kasten, oder zeigt, wie man Klötzchen in einen Eimer tun kann usw.

c) bringt das Kind in Kontakt mit verschiedenem Material, an dem es viele Eigenschaften entdecken kann;

d) versucht das Kind zu gerichteter Aktivität anzuspornen, so daß es Aufmerksamkeit für seine Beschäftigung zeigt und dabei etwas erlebt;

e) benutzt zu diesem Zweck verschiedene Zeitabschnitte eines Tages. Er hofft, daß das Kind durch das Material zu eigener sinnvoller Aktivität angeregt wird.

2.3.3. Richtlinien für die zielgerichtete Beschäftigung

Außer den unter *B* genannten Beschäftigungen z. B. folgendes:

a) Wir nehmen von unseren Würfeln den größten und einen viel kleineren und lassen (mit einer gewissen Spannung) den kleinen plötzlich im größeren verschwinden. ‚Wo ist er denn jetzt?'

Wir schieben den großen Würfel hin und her und halten ihn etwas schief, damit das Kind hören und sehen kann, daß der kleine in dem großen drin ist. ‚Schau . . . nimm ihn mal. Ja, da ist er, da ist er wieder . . . Nun ist er wieder weg, schau . . .' und wir wiederholen dasselbe immer wieder, solange das Kind davon gefesselt bleibt.

b) Oder wir stülpen etwas später den größten Würfel über einen kleinen. Der kleine ist nun verschwunden. ‚Wo ist er jetzt?'

Wir schieben den großen Würfel auf dem Tisch hin und her und lauschen gespannt. ‚Was ist das, hör mal! . . . Sollen wir mal schauen? . . .' und wir heben den großen Würfel (entspannt, fröhlich): ‚Ha, da ist er wieder ...' Auch dies wiederholen wir, solange das Kind dadurch gefesselt bleibt.

c) Wir nehmen die Ringpyramide mit nur einigen Ringen darauf. Einzeln holen wir die Ringe sehr deutlich vom Stock herunter und legen sie auf den Tisch. Danach nehmen wir irgendeinen Ring vom Tisch, stecken unseren Zeigefinger in das runde Loch, halten dann den Ring über den Stock, so daß unser Zeigefinger die Verlängerung des Stockes bildet und lassen den Ring herunterrutschen. Dabei machen wir vorerst noch nicht auf den Größenunterschied der Ringe aufmerksam, da das *C*-Kind das noch nicht versteht.

d) Wir zeigen dem Kind, wie wir mit einem Stöckchen auf die *Trommel* schlagen (etwas später tun wir das auch mit zwei Stöckchen). Danach demonstrieren wir mit erstauntem Blick, wie anders es klingt, wenn wir mit einem Stöckchen auf eine Dose schlagen. ‚Ha, hör mal ... dies ... und nun wieder dies ... und nun dies ... Noch einmal? ...'

e) Wir sehen uns zusammen ein Bilderbuch an. ‚Wo ist der Wau-Wau. Such den Wau-Wau ... Ja, da ist er ... und was ist das jetzt? ... ist das das Kätzchen Miau? Siehst du das Miau-Kätzchen? Zeig es mir mal. Ja, das ist das Miau-Kätzchen, Kätzchen ist lieb ...' usw.

f) Von einer Dose mit Deckel nehmen wir langsam und betont den Deckel ab. Wir schauen zusammen überrascht in die leere Dose und lassen einige Klötzchen einzeln in die Dose fallen, ‚bumm', ‚bumm', ‚bumm'.

Wieder schauen wir in die Dose, schütteln sie kurz, so daß man die Klötzchen hört. Dann tun wir den Deckel wieder drauf. ‚Wo sind sie jetzt? ... Weg sind die Klötzchen ... Sollen wir nochmal hören?' Und wieder klappern wir mit der Dose. Wenn das Kind es nicht von allein tut, machen wir die Dose mit Spannung und etwas Rätselhaftigkeit wieder auf. ‚Ha ... da sind sie wieder ... sie mal, da sind sie. Nimm sie doch mal, hol sie doch mal raus.' Wenn die Dose leer ist, tun wir den Deckel wieder drauf, nehmen ihn danach wieder ab, um nachzusehen, ob noch Klötzchen in der Dose sind. ‚Nein, nun ist sie leer, die Klötzchen sind weg ... Sollen wir noch einmal Klötzchen rein tun?' Und wir wiederholen dies solange, wie das Kind davon gefesselt ist.

g) Wenn das Kind herumläuft, können wir ihm ein Klötzchen in die Hand (später in sein Wägelchen) geben, damit es dies irgendwohin, z. B. auf einen Stuhl legen kann. Dann kommt es wieder zurück, um noch ein Klötzchen zu bekommen, das es wiederum wegbringt. ,Was bis du doch beschäftigt! Kommst du schon wieder ein Klötzchen holen? . . . Soll ich dir noch eins geben? . . . Schau mal, dies kannst du noch wegbringen . . .' usw. Wenn das Kind unser Spielchen nicht versteht, laufen wir mit ihm mit und arbeiten mit ihm zusammen das Spielschema aus, wenn es daran Freude hat und wenn es so scheint, als ob es das verstehen würde.

h) Wir klingeln zusammen mit dem Kind mit einem Glöckchen, langsam und nachdrücklich und schauen dabei auf den sich hin und her bewegenden Klöppel. Wir drehen das Glöckchen um, um reinschauen zu können, bewegen den Klöppel mit der Hand hin und her, läuten wiederum und schauen zugleich darunter, um sehen zu können, wie es funktioniert.

i) Wir hören mit dem Kind zusammen einfache *Kindermusik* und machen dabei große Schritte ,Schritt, Schritt, Schritt' oder wir klatschen zu der Musik in die Hände (aber noch nicht gleichzeitig Schritte machen und klatschen). Wir können aber von dem Kind noch nicht erwarten, daß es das schon im Takt der Musik kann.

j) Wir sitzen zusammen mit dem Kind auf dem Boden oder an seinem niedrigen Tischchen und haben eine Anzahl (nicht mehr als 5) Bauklötze vor uns. Nun machen wir dem Kind ganz langsam vor, was man mit den Klötzen alles tun kann. Wir klopfen z. B. mit einem Klotz auf den anderen oder schieben einige Klötze aneinander, so daß eine Reihe entsteht. Wir können auch in der Luft zwei Klötze gegeneinander drücken. Und zum Schluß auch ein Klötzchen auf das andere setzen. Das verlangt allerdings schon sehr viel vom *C*-Kind.

k) Wir zeigen dem Kind ganz deutlich, wie wir einen Brummkreisel drehen lassen. Wir hören zusammen aufmerksam auf den Ton, den er macht. ,Hör mal, das ist schön . . . Sollen wir das nochmal machen?' Wieder zeigen wir ganz deutlich, daß wir es sind, die den Kreisel drehen, um Musik zu machen. Das Kind kann das noch nicht. Eventuell kann man es zusammen mit ihm probieren.

l) In der Badewanne oder in einer Schüssel lassen wir ein Boot fahren und machen mit unserer Hand im Wasser Wellen, jedoch nicht zu stark. ,Oh, was für eine Welle, sieh mal, da kommt sie. Oh, da wirft sie das Schiff um. Sollen wir es ganz schnell wieder aufrichten? . . . Schau jetzt schwimmt es wieder . . . Und jetzt wird es ganz still liegen

. . . Jetzt ist es ganz still . . . Siehst Du? Sollen wir es jetzt wieder fahren lassen? . . . Da schwimmt es wieder, schau.' Wir versuchen dem Kind eindeutig zu verstehen zu geben, daß wir es sind, die die Wellen machen, auf denen das Schiff schaukelt, und daß sobald wir aufhören Wellen zu machen, das Schiff auch nicht mehr schaukelt.

Für die obenerwähnten Spiele können wir z. B. die folgenden Sachen gebrauchen:
Alle unter *B* genannten Gegenstände, zusätzlich:
— Bauwürfel, die ineinander passen
— eine Ringpyramide
— ein hölzernes Wägelchen mit losen Klötzchen
— einen großen Ball
— ein Schiff
— ein Eimerchen mit einem Schäufelchen
— einen Brummkreisel
— eine Puppe und/oder einen Bär
— einen Kasten oder eine Büchse mit Klötzchen
— ein Glöckchen
— ein Tamburin
— 5 Klötze, ungefähr 3 cm lang, ohne Farbe
— ein Bilderbuch
— einen Schubkarren.

Lieder
Die *A*- und *B*-Kinder hatten wir meist auf dem Schoß und ließen sie sich sehr langsam mit uns bewegen. Nun versuchen wir langsam (durch vormachen) das Kind dazu zu bekommen, sich mitzubewegen (es sitzt dazu vor uns auf dem Boden).
Außer den bereits genannten sind nun u. a. die folgenden Lieder geeignet:
„Backe, backe Kuchen", „Lirum, Larum Löffelstiel", „Brüderlein komm tanz mit mir".

2.3.4. Greif nicht zu hoch!

Auch für das *C*-Kind gilt:

a) *Wir dürfen nicht zu lange hintereinander mit dem Kind beschäftigt sein. Rechtzeitig aufhören!*
b) *Das Kind soll keinen zu großen Spielraum haben.* Wir müssen es nun auch daran gewöhnen, mit uns an einem Tisch oder auf dem Boden zu sitzen und sich den Gegenständen zu widmen, die bei ihm liegen.
c) *Wenn das Kind schon umherläuft und springt, sollte man ihm nicht erlauben, an alles heranzukommen oder auf- und abzuspringen.* Man muß sehr konsequent sein mit dem was man erlaubt oder nicht. Das Kind soll ‚ermahnt' werden, wenn es nicht ‚Hört' mit einem deutlichen, kurzen ‚*Nein*' (oder indem man es mit der Hand von dem zurückhält, was es gerade tun wollte); man sollte es ablenken; oder man sollte ihm durch Gesten, die ‚Paß auf' signalisieren, zu verstehen geben, daß es das nicht tun soll, was es gerade tut. Eventuell kann man ihm auch einen leichten Klaps auf die Hand oder auf den Po geben, wenn es doch einmal nicht hören mag. (S. 120). Man sollte dabei den Mut haben, einen Wutanfall oder Geschrei des Kindes zu riskieren.
d) *Wir sollten so wenig wie möglich das spielerische Beschäftigtsein unseres Kindes interpretieren* (das ist vor allem dann oft sehr schwierig, wenn es um unsere eigenen Kinder geht). Sehr oft beginnt ein Kind ruhig mit einem sinnvollen ‚Spielchen'. Es sieht z. B. sein eigenes Bild an der Wand oder in der glänzenden Oberfläche des Klaviers oder im Ofen . . . und es bewegt sich hin und her um die Bewegung des Schattens zu sehen. Nach einer Weile ist diese Bewegung kein Spielchen mehr, das Kind sieht sein Bild nicht mehr, sondern ist im Erleben des Hin- und Herbewegens auf das *A*-Niveau zurückgefallen. Es macht die Bewegung nicht mehr der spaßigen Wirkung wegen, sondern es ‚erlebt' diese Bewegung, es ist ein Opfer einer Zwangshandlung, die es von allein beinahe nicht mehr anhalten kann. Wenn wir das merken, müssen wir es ablenken und versuchen, es mit etwas anderem zu fesseln.
e) *Was man jetzt noch nicht von dem Kind verlangen kann, ist, daß es schon wirklich gehorsam ist,* d. h. daß es auch in unserer Abwesenheit das tut, was wir sagen; das kann es noch lange nicht.

f) *Man kann von dem Kind noch nicht verlangen, daß es sauber ist.* Wir können das Kind zwar regelmäßig für kurze Zeit auf sein Töpfchen setzen und hoffen, daß das Kind schon mitmacht.
g) *Von dem C-Kind ist noch nicht zu erwarten, daß es schon allein ißt.* Wir können ihm zwar schon beibringen, seine Gabel zu gebrauchen und damit vielleicht schon einen Happen in den Mund stecken. Auch kann man ihm vielleicht schon beibringen, allein zu trinken. Man sollte ihm aber, um Unglücken und Schmierereien vorzubeugen, immer nur einige wenige Schlucke in sein Becherchen tun und nur ein paar Stückchen Brot auf seinen Teller. Das Kind frühzeitig an Ordnung und Sauberkeit zu gewöhnen, ist besonders wichtig.
h) *Das Kind auf dem C-Niveau kann noch nicht sprechen.* Wir hören es plaudern, „mamamamamam" oder „papapapapap" sagen, mehr kann man aber noch nicht erwarten. Wir können ihm aber helfen, indem wir selbst viel mit ihm sprechen, auch wenn es noch nichts antwortet und indem wir es anregen, sprachvorbereitende Lippen- und Zungenspielchen zu machen, wie z. B. die Zunge schnell rein und raus strecken, mit den Lippen flöten, ein „o" formen, ‚rrrrrr' vormachen, mit der Zunge schnalzen usw.

2.4. Das D-Niveau: ‚Auch-Tun'

2.4.1. Hintergrund und Information

Wir nähern uns langsam einer Entwicklungs- und Erlebnisstufe, die viele unserer Kinder erst nach langen Jahren erreichen.
Das normale Kind erreicht dieses Niveau dann, wenn es zu groß für sein Ställchen wird und herumläuft, wenn es uns immer nachläuft und ständig auf Entdeckung aus ist. Sein Spielraum wird dadurch beträchtlich größer. Es ist nun ein echtes Kleinkind, das auf Menschen und Dinge zugeht, sie als Gegenüber erlebt und zugleich die Erfahrung einer gewissen Eigenständigkeit macht. Die Entdeckung des eigenen Ich läßt nicht mehr lange auf sich warten.
Es ist ständig beschäftigt und genießt sein ‚Tun'; es ist überall dabei, will alles anfassen, will überall rauf- und runterklettern; sieht die

Welt als ein großes Wunder an. So sehr es auch einen großen Lebensraum braucht, müssen wir doch darauf achten, daß es nicht ein *Zuviel* an Eindrücken erhält.

Es sieht und hört alles, folgt uns auf dem Fuß und will aus der Kontaktsphäre heraus tun, was wir tun und werden wie wir sind. Auf diese Art und Weise kommen immer neue Nuancen in sein Beschäftigtsein. Wir sehen, wie das Kind z. B. seinen Schwamm platt gegen eine Scheibe drückt, nachdem es seine Mutter hat Fenster putzen sehen. Es will auch tun, was die Mutter tat, kann das aber nur mangelhaft tun, da es den Sinn dessen, was die Mutter getan hat noch nicht begreifen kann. Es nimmt nur Teilstücke aus der Handlung, die an seine Erlebensmöglichkeiten anschließen und bringt diese dann zum Ausdruck. Auf seinem Niveau gibt es eine Interpretation dessen, was wir taten.

So sehen wir auch, wie es seinen Kamm und seine Bürste gegen den Kopf drückt. Aber was damit tun . . . das hat es nur unvollständig begriffen. So verschwindet bei seinem Spiel beim Einstecken des Lakens die Puppe unter Decke und Laken.

Wenn das Kind lernt, sich in einem größeren Bewegungsraum zu orientieren und wenn der Abstand zum Erzieher auch räumlich größer wird, wird es notwendig, die Sprache als Kommunikationsmittel zu erfahren. Es entdeckt, daß die Dinge einen festen Namen haben, durch die es sie eher in seine Macht bekommt und besser über sie verfügen kann. Das gibt Sicherheit. In dieser Periode bekommt das gesprochene Wort eine Bedeutung, das Kind beginnt zu verstehen, was es darf und was nicht, auch da, wo der Erzieher, wenn nötig, Gebot oder Verbot ausspricht. Es ist dann zwar noch nicht imstande, wirklich gehorsam zu sein; denn Gehorsam sein heißt, tun was gesagt wird, auch wenn der Erzieher nicht anwesend ist.

Die Gewohnheiten normal begabter Kinder in diesem Zeitraum werden *von behinderten Kindern* nur sehr mühselig erworben. Sie gehen der Welt weniger aktiv und weniger zielgerichtet entgegen. Sie bleiben meist überwiegend dabei, die Welt zu ‚*erfahren*‘ (*A*-, *B*- oder C-Niveau). Sie bekommen die Dinge zu wenig in den Griff, weil sich nur ungenügend Abstand zwischen ihnen und der Umgebung entwickelt. Sie nehmen weniger scharf wahr, sind in ihren Handlungen häufig linkisch und ungeschickt. Dabei fehlt ihnen die Unterstützung durch die Sprache, die bei vielen nicht oder nur mangelhaft entwickelt ist.

Unsere Kinder leben also in einer Welt, die nur wenig Sicherheit bietet; die ihnen nie wirklich vertraut wird, da die Dinge in einer anderen Situation wieder fremd erscheinen. Die Welt lockt es nicht und lädt daher auch nicht dazu ein, Erkundungen zu unternehmen.
Das behinderte Kind bleibt dadurch stark von seiner Umgebung abhängig und braucht auch im höheren Lebensalter unsere Fürsorge und unsere anregende Anleitung. Es braucht uns auch, um Erfahrungen zu machen, um aus seinem *Zusammen*tun vielleicht zu einem *Auch*-Tun zu kommen. Wir decken zusammen den Tisch, waschen zusammen ab, wischen zusammen Staub und waschen das Auto . . . Selbstverständlich hilft uns das Kind noch nicht wirklich. Deshalb geben wir ihm nur eine Teilaufgabe, damit es keinen Schaden anrichten kann. So kann es etwa die kleinen Löffel abtrocknen, wenn wir abwaschen. Es kann noch nicht begreifen, was es mit den Löffelchen tun muß, aber es erlebt das selbst nicht so. Auf seine Weise tut es sein Äußerstes und genießt dieses Auch-Tun und das Vertrauen, das wir in es setzen. Dies verlangt von uns Erwachsenen Geduld, Erfindungsgabe und eine beträchtliche Dosis Selbstbeherrschung.
Auch dieses Zusammentun müssen wir wieder soviel wie möglich in Worte fassen, um den passiven Wortschatz des Kindes (das aktiv noch nicht spricht) möglichst zu erweitern. Wir müssen immer in kurzen Sätzen, deutlich artikuliert, einfache Aufträge erteilen; oder dem Kind erzählen, was wir zusammen tun; darlegen, warum wir etwas tun, bzw. nicht tun. Auf diese Weise hoffen wir, das Kind zu einer besseren Wahrnehmung anzuregen und ihm mehr von den Eigenschaften und Qualitäten der Dinge rundherum zu vermitteln, damit es bald zu größerer Objektivität und zu einem größeren Abstand von der jeweiligen Situation gelangt: das fördert gleichzeitig die weitere Entwicklung zur Selbständigkeit.
Zusammenfassend finden wir auf dem *D*-Niveau (was sich auf dem C-Niveau schon ankündigte), bei der Entwicklung des geistig behinderten Kindes immer mehr Unterschiede im Vergleich zum normal begabten Kind.

2.4.2. Zusammenfassung des *D*-Niveaus

Das Kind

a) ist noch wenig auf Entdeckung aus, dadurch wird es auch kaum durch seine Umwelt gefesselt, es läuft aber schon herum und kann auch schon sitzen;

b) genießt die Bewegung (das motorische Beschätigtsein);

c) braucht einen größeren Raum zur Bewegung, der aber auch nicht *zu* groß sein sollte;

d) möchte häufig mit dem Erwachsenen zusammen sein. Es wird aber immer deutlicher, daß das Kind im Kontaktverhalten doch anders als das normale Kind reagiert, z. B. indem es sehr viel abhängiger bleibt;

e) beginnt Gebot und Verbot zu verstehen;

f) lernt erfahren, daß die Dinge um es herum einen Namen haben;

g) versucht auch zu tun, was wir taten. Auf diese Weise erkennen wir in seiner Beschäftigung Nuancen dessen wieder, was wir taten. Der Sinn der Handlung wird aber erst unvollständig verstanden.

Der Erzieher

a) muß das Kind bewußt mit der Umgebung in Kontakt bringen;

b) muß versuchen, das Kind selbst Erfahrungen machen zu lassen, indem er selbst sehr konzentriert in der Situation versucht, durch sein Gefesseltsein das Kind mitzuziehen;

c) muß versuchen, das Kind in seiner körperlichen Beschäftigung sinnvoll anzuregen;

d) muß einsehen, daß das Kind lange von ihm abhängig bleiben wird. Er muß aber dabeibleiben, es zum Auchtun anzuregen, damit es diese Fertigkeit nicht wieder verlernt;

e) muß in seiner Beschäftigung mit dem Kind Vieles dessen, was er tut, mit Worten beschreiben, in der Hoffnung, damit beim Kind einen Sprachanfang zu schaffen;

f) muß versuchen, das Kind zum Gehorsam zu erziehen;

g) soll deshalb auch nicht alles gutheißen, was das Kind tut. Manchmal sollte er sogar deutlich etwas verbieten, auch wenn er damit Tränen oder einen Wutanfall riskiert;

h) muß das Kind, wenn möglich, in seine Beschäftigung mit einbeziehen und es anspornen, dieses *auch* zu tun;
i) erklärt dem Kind auf einfache Weise, was er tut; er zeigt viel. Das Kind soll dadurch etwas mehr von dem verstehen, was es ‚Auchtun' wird.

2.4.3. Richtlinien für die zielgerichtete Beschäftigung

a) *Das Kind hilft uns beim Abwaschen.* Es kann z. B. die Löffel und die Plastiksachen abtrocknen. Wir loben das Kind für seinen ‚Eifer' und seinen guten Willen. Auch wenn seine Tätigkeit eigentlich keine Hilfe darstellt.
Genausowenig lassen wir es merken, daß wir seine Löffel hinterher eventuell noch einmal nachtrocknen.
b) *Wir schalten das Kind immer dann ein, wenn es uns auf seine Weise helfen kann.* Wir geben dem Kind einen eigenen Lappen als Staubtuch und einen eigenen kleinen Besen; es kann uns helfen, das Besteck zum Tisch zu tragen. Wir beschreiben viel von dem, was wir tun mit Worten und betonen die Namen der Gegenstände, die wir regelmäßig benutzen.
c) *Wir spielen mit dem Kind zusammen mit einem Formbrett.* Wir holen alle Klötzchen heraus und lassen dann — langsam und deutlich nach den passenden Vertiefungen suchend — die Klötzchen einzeln wieder in das Formbrett zurückfallen, für jedes Klötzchen das entsprechende Loch im Deckel suchend (das Dreieck fällt durch das dreieckige Loch usw.). Und dabei beschreiben wir unser Tun: ‚Jetzt dies ... mal sehen ... muß das hierher? ... Nein ... Hier? ... ja' und dann fallen lassen.
d) *Zusammen mit dem Kind* (auf dem Schoß oder neben uns sitzend) *schauen wir uns die Bilder in seinem Bilderbuch an.*
‚Wo ist der Hund, such den Hund ... Ja das ist er, das ist der Hund ... Und schau mal, was ist dann das? Ja. Das ist die Kuh, siehst du wohl, das ist die Kuh. Die Kuh macht muuh ... Oh, sieh mal, was ist denn das hier?' usw.
e) *Wir werfen mit einem Ball nach Kegeln.* Wir stellen die Kegel dicht beieinander auf und setzen uns mit dem Kind (nicht zu weit ent-

fernt davon) zusammen auf den Boden (etwa in einer Entfernung von 1/2 m). Zunächst helfen wir dem Kind, seinen Ball in Richtung der Kegel zu werfen. ‚Wir wollen sie umwerfen . . . paß auf, da rollt er . . . Ja, gut so, sieh mal, was für eine Menge wir umgeworfen haben . . . Noch einmal?‘ Wenn das Kind versteht, um was es geht, lassen wir es immer mehr selber tun, selbst werfen, selbst die Kegel aufstellen usw. Selbstverständlich wird dabei nicht gezählt, wieviele Kegel umfallen und es wird auch nicht um den 1. oder 2. Platz gespielt; es kann hier noch nicht die Rede von einem Wettstreit sein, soweit ist das Kind noch nicht. Das Werfen zusammen mit dem lustigen Effekt des Umfallens fesselt das Kind allein. Man sollte also dafür sorgen, daß dieser Effekt immer erreicht wird; u. a. dadurch, daß man das Kind nicht zu weit von den Kegeln entfernt sitzen läßt.

f) *Wir nehmen die Hand des Kindes in unsere und reihen zusammen große Glasperlen auf einen dicken, ziemlich steifen Faden auf, der einen Knoten am Ende hat.* Dabei lassen wir Form und Farben der Glasperlen noch völlig außer acht. Dieses Aufreihen kostet anfangs sehr viel Anspannung, also sollte der Faden nicht zu lang sein und die Anzahl der Glasperlen nicht zu groß. Es ist besser, das Kind ein paar mal jeweils neu 5 Perlen aufreihen zu lassen, als 10 oder 15 hintereinander. Beim kleinen Kind geht es nicht sosehr darum, eine Kette aufzureihen — also ein Ziel zu erreichen — als um die Beschäftigung, das Aufreihen an sich. Wenn das Kind nach einer Weile auch schon allein beschäftigt ist, müssen wir es dennoch immer wieder anspornen mit: ‚Gut so . . . wie gut das geht . . . noch eine . . . Jetzt kannst du es . . . machst du sie noch etwas länger? . . . Ja, ich glaub es fast . . . du bist beinahe fertig, die Perlen sind fast aufgereiht . . .usw.‘ Kleine Beschäftigungen besser mehrere Male wiederholen, als mit einer Sache zu lange beschäftigt sein!

g) *Die Ringpyramide* bieten wir so an, wie in *C* beschrieben. Geht das schon sehr schnell, können wir z. B. den Stock wegnehmen und ein neues Spiel mit den Ringen spielen, zur Vorbereitung von späteren Spielen: die Pyramide aufbauen. Wir legen auf den Boden oder auf den niedrigen Tisch den größten (‚erst . . . den‘), nehmen dann den mittleren (‚Dann den? Nein, den nicht . . . sondern den‘), um danach den kleinsten Ring (‚den . . .‘) zu nehmen. Mit dem Zeigefinger gehen wir noch einmal langsam die Reihe der drei Ringe entlang, um so noch einmal deutlich den Größenverlauf zu zeigen, ohne das auszusprechen, da dies doch noch nicht verstanden wird.

‚*Noch einmal?*' Nach einigen Wiederholungen zögern wir beim Ergreifen des ersten Ringes, in der Hoffnung, daß das Kind ihn schon vor uns gegriffen hat. Nimmt es den falschen, korrigieren wir sofort, denn dann hat es noch nicht richtig verstanden. Nur wenn es auch bei Wiederholungen immer richtig wählt, können wir die Anzahl der Ringe erhöhen. Diese Aufgabe ist für das kleine Kind noch sehr schwer!

h) *Langsam lassen wir das Kind sehen, wie wir ineinander passende Fäßchen ‚auf' und wieder ‚zu' schrauben.* ‚Auf . . . zu'. Einmal die eine Seite aufdrehend, das andere mal die andere Seite — mit seiner Hand in unserer. Erst nehmen wir z. B. nur das größte und das kleinste Fäßchen zusammen, so daß es auch lernt, die richtigen Teile passend zueinander zu suchen. Etwas später geben wir ein weiteres Fäßchen dazu. Die Schwierigkeit muß richtig dosiert werden!

i) *Aus dem Formbrett holen wir langsam und deutlich einzeln die Formstücke heraus.* Danach legen wir, in aller Ruhe nach den richtigen Formen suchend, die Figuren wieder in das Brett zurück. ‚Paßt dies hier! . . . Gut sehen . . . die Figur nahe dranhalten . . . Nein, das paßt hier nicht hinein . . . Vielleicht dies hier? . . . Nein, dies auch nicht . . . Da! . . . Ja, da gehört es hin, siehst du? . . . Das paßt . . .' usw.

j) *Im Sandkasten machen wir dem Kind langsam vor, wie wir mit einer Schaufel Sand in ein Eimerchen schaufeln können.* Danach machen wir es zusammen, indem wir seine Hand mit unserer Hand führen. Wenn es zu klappen scheint, lassen wir es allein weiterschaufeln. Zunächst sollte man nur wenig Sand auf die Schaufel nehmen. Aber das stört nicht. Das Kind muß es langsam lernen. Es ist schon sehr positiv, wenn es das Schaufeln probiert.

k) *Ein Kind genießt es sehr, mit Wasser zu spielen;* daher sollte man ihm auch Schiffchen, Schwimmenten oder eine Flasche zum Füllen und wieder Ausgießen geben. Man muß aber ständig darauf achten, daß das Kind sinnvoll beschäftigt bleibt. Im Umgang mit Wasser, Sand, Farbe und Ton kann es besonders leicht auf das *A*-Niveau zurückfallen. Deshalb sollte man das Kind bei solchen Beschäftigungen nicht allein lassen.

l) *Wir machen Lauf- und Springspiele mit dem Kind.* Wir machen uns ganz groß und dann ganz klein. Wir machen große und kleine

Schritte und wir springen ‚eins, zwei-, drei' zusammen in einen Reifen und wieder heraus aus dem Reifen, (was eigentlich mehr ein Gehen sein sollte) usw. Wir laufen dem Kind nach und sagen: ‚Ich kriege dich, paß auf . . . ich krieg dich' Oder wir tun, als ob das Kind uns greifen wollte und laufen vor ihm weg ‚Oh, jetzt kriegst du mich . . . Ich kann nicht so schnell laufen . . .' und dann läßt man sich von dem Kind einholen.

m) *Mit den Klötzen beschäftigt, zeigen wir dem Kind, wie man damit einen Turm baut.* ‚Noch höher, noch höher . . .' Für das Kind ist es noch ein großes Kunststück, selbst die Klötzchen aufeinander zu setzen; vor allem, sie so aufeinander zu setzen, daß sie nicht wieder herunterfallen. Um das Kind anzuregen, müssen wir, ohne daß es das merkt, die Klötzchen, die es selbst setzt, gerade rücken und den Turmbau unterstützen. Der Turm sollte nicht zu hoch werden, damit das Umfallen nicht Angst macht.

n) *Beim Spielen mit der Puppe geben wir der Puppe mit einem Löffelchen etwas zu essen oder wir legen sie in ihren Puppenwagen und gehen damit spazieren.* Die Puppe beziehen wir überhaupt viel in unsere Handlungen mit ein. Wir zeigen die Hände der Puppe und die Augen. ‚Das sind ihre Augen und wo ist ihr Mund? . . . Und wo ist dein Mund? . . . Und wo ist deine Nase?' usw.

Material

Neben dem unter *C* erwähnten Material, verwenden wir auf dem *D*-Niveau:

— einen Besen
— ein Stofftuch
— Kamm und Bürste für die Puppe
— eine Flasche zum Auffüllen und Ausgießen
— ein kartoniertes Bilderbuch
— mehrere Kegel
— eine Rassel
— verschieden große bunte Glasperlen
— ein Formbrett mit ein, zwei oder drei herausnehmbaren Formstücken (Kreis, Dreieck, Viereck)
— einen Puppenwagen mit einer Puppe oder einem Bär

— ineinander passende Fäßchen oder eine russische „Puppe in der Puppe“
— große Klötze (ca. 5 cm, etwa 8 Stück, nicht farbig)
— eine Ringpyramide
— ein Laufrädchen
— ein Schaukelpferd
— ein nicht zu hohes Gleitbrett
— ein Tuthorn

Lieder
Das Kind führt schon einige Bewegungen selbst aus und singt auf seine Art Teile von Melodien mit. Die Lieder können nunmehr etwas variieren. So kann man jetzt u. a. folgende Lieder singen:
„Hopp, hopp, hopp, Pferdchen lauf Galopp“, „Kuckuck, Kuckuck“, „Ein Männlein steht im Walde“.

2.4.4. Greif nicht zu hoch!

a) *Beim Auchtun dürfen wir vom Kind keine Leistung verlangen!* Anfangs kann ein Kind noch sehr wenig und muß noch alles von uns abgucken. Dazu sollte man ihm auch viel Gelegenheit geben.
b) *Das heißt natürlich nicht, daß wir das Kind fortwährend zum Hören oder Sehen anspornen.* Wir haben das Kind viel bei uns in der Nähe und lassen es auf seine Art mithelfen, wann immer es will. Nur einige Male am Tag, nie zu lange hintereinander, versuchen wir bewußt, ihm etwas Neues beizubringen, wofür wir dann seine ganze Aufmerksamkeit brauchen und wobei wir uns ganz nach ihm richten müssen. Nie mehrere Dinge zur selben Zeit beibringen! Wenn es etwas Vorhergehendes noch nicht ganz verstanden hat, dann sollte man noch nicht weitergehen.
c) *Wir müssen uns ständig vor Augen halten, daß unser Tempo nicht das des Kindes ist.* Das bedeutet, daß man ganz langsam und ganz deutlich das vormachen soll, was man dem Kind beibringen will. In Momenten, in denen man gehetzt oder reizbar ist, sollte man damit lieber nicht anfangen!

d) *Von der Hilfe des Kindes sollte man nie zuviel erwarten.* Unsere Kinder sind dadurch, daß sie in ihren Bewegungen viel unsicherer sind, oft ungelenk; sie stoßen oft etwas um und lassen viel fallen. Man muß gut unterscheiden, ob ein solches Unglück aus Versehen (meistens) oder vielleicht mehr oder weniger mit Absicht geschah. Nur im letzteren Fall kann man das Kind bestrafen. Geschieht es aus Versehen, sollte man es auf jeden Fall noch einmal versuchen lassen. Unser *Vertrauen* in sein Können ist notwendig, wenn es jemals weiterkommen will.

e) *Auch jetzt kann man noch keine echte Folgsamkeit erwarten.* Zwar soll das Kind Gebot und unser Verbot verstehen und danach handeln können, wenn wir bei ihm sind. In Forderungen muß man konsequent bleiben.

f) *Ganz sauber ist das Kind immer noch nicht, vor allem nicht in der Nacht.* Tagsüber können wir von ihm verlangen, daß es das versteht, was wir — durch regelmäßiges Training — von ihm fordern. Es kann vielleicht noch nicht selbst darauf aufmerksam machen, sollte doch aber sein Bächlein zurückhalten können.

g) *Ordentlich am Tisch sitzen und alles mitessen ist noch etwas schwierig.* Es muß noch viel geführt werden. Doch muß das Kind jetzt schon mit Gabel und Löffel sein Brot und seinen Brei selber essen können und auch mit seinem Becher umgehen können.

h) *Das Sprechen ist für unsere Kinder noch nicht einfach.* Wir müssen sehr viel von dem, was wir tun, mit Worten beschreiben, damit es über unsere Hilfe zur Sprache findet. Man sollte nur die einfachsten Wörter gebrauchen und sie ganz langsam und deutlich aussprechen. Vielleicht ist das Kind jetzt auch soweit, daß es kleine Wörter sagt oder sogar vielleicht kleine Sätzchen, wie ‚Papa, weg'. Die Verständlichkeit dieser Wörter wird aber noch viel zu wünschen übrig lassen.

i) *Das Kind kann sich noch nicht selbst an- und ausziehen.* Wir können es zwar zur Mithilfe anregen, indem wir z. B. seinen Strumpf oder sein Hemd nur halb ausziehen; vielleicht auch durch das Zusammentun, mit seiner Hand in unserer. Zunächst ist das Ausziehen einfacher als das Ankleiden.

2.5. *E-Niveau: Selbst-Tun . . . aber wie*

2.5.1. Hintergrund und Information

Nach dem D-Niveau kommen wir nun bei dem folgenden Niveau eher zu einem Vergleich mit dem Bild eines Kleinkindes. Wir haben festgestellt, daß das Kind auf dem D-Niveau immer danach sieht, was wir tun und das auf seine Weise *auch* tun will. Es läuft überall hin nach, gibt Bruchstücke dessen wieder, was wir tun und genießt die Bewegung (das körperliche Beschäftigtsein).
Wenn es sich aber in Richtung auf die Stufe E weiter entwickelt, wird es sich mehr aus dem *Psychischen* heraus den Dingen zuwenden. Es ist dann immer noch gern und viel motorisch beschäftigt, aber es kommt darüber hinaus noch eine Dimension hinzu. Abgesehen davon, daß es immer noch alles mit uns mittut, entsteht jetzt zur selben Zeit das vage Verlangen, zu wissen, was und wie wir etwas tun. Es öffnet sich mehr dem *Sinn* unseres Beschäftigtseins, also den Beziehungen zwischen den Dingen und kann jetzt Ordnungen angeboten bekommen, um zu lernen, wie man Dinge einordnen kann und muß. Seine vielleicht schon ausgesprochene Frage: ‚Wie muß ich das tun?‘ beantworten wir: ‚So mußt du das tun‘. Wir bringen ihm u. a. bei, wie es:

— Staub auf sein Kehrblech fegen kann,
— seine Klötzchen in die Kiste legen kann, ordentlich nebeneinander, an die Seiten, in die Ecken,
— seinen Stuhl unter den Tisch schieben kann,
— seine Kleider zusammenlegen und auf den Stuhl legen kann,
— seine Jacke an den Haken hängen kann,
— die Tür ordentlich hinter sich schließen kann usw.

Das Kind entwickelt einen engeren Bezug zur Realität, die es nun mehr bewußt erlebt. Wir sehen dies z. B. daran, wie es nach einem Besuch beim Arzt seine Puppe sticht, so wie es vorher der Arzt mit ihm selbst getan hat. Das Kind drückt derartige Handlungen in kurzandauernden Spielmomenten aus und scheint etwas von dem Sinn zu verstehen, den der Erwachsene mit dieser Handlung ausdrückt. Wir sehen, wie es ‚zu Hause‘ spielt, ‚Tee einschenken‘, ‚Puppe versorgen‘, , in die Ba-

dewanne tun', ‚eine saubere Windel geben', ‚Briefe in den Postkasten stecken', so wie es das beim Postboten gesehen hat, usw.
Der Erzieher begegnet dabei sich selbst in bestimmten Handlungen, Gesten des Kindes oder in der Art wie das Kind etwas sagt. Das Kind ist so mit der Realität beschäftigt. Es drückt ein Wiedererleben dessen aus, was es bei anderen erfahren hat. So erweitert sich sein Horizont. Es sind diese Erfahrungen, auf die es sich beziehen kann, wenn es neue Entdeckungen macht. Sie formen die Erinnerung, eine ‚Vergangenheit' auf der das Heute sich unter Bezug auf eine Zukunft festigt; das Kind lebt schon in der Perspektive, es verlangt danach, ‚groß' zu werden.
Das E-Kind kommt jetzt mehr in eine offene Sinngebung hinein. Es lernt jetzt, daß ein Stuhl kein Ding ist, auf das man springt (auch wenn es das immer noch gern und allzu häufig tut) und ein Tisch nicht zum Sitzen da ist. Es erlebt ständig mehr Realität und drückt sich demzufolge auch immer mehr als eigene Persönlichkeit aus.
Die Dinge erscheinen ständig mehr in ihrer Eigenheit und führen ein eigenes Leben; das Kind entdeckt den Unterschied zwischen dem Ich, dem Anderen und den Anderen. Die Distanz wird wieder etwas größer. Die Sprache bekommt eine Entfaltungsmöglichkeit, durch die das Kind weniger als zuvor mit den Dingen um sich herum wie in einer Totalität verbunden ist. Es erfährt dadurch mehr und mehr die Eigenheit der Dinge, daß es ihnen Namen geben kann; es wird jetzt anders mit ihnen umgehen, macht neue Erfahrungen und kommt so weiter.
Auf dem D-Niveau lernte das Kind die Bezeichnung einer jeden Sache als solche: ‚das ist ein Stuhl . . .' Auf dem E-Niveau lernt das Kind, was die Begriffe beinhalten: es weiß jetzt von einem Möbelstück: ‚das ist (also) auch ein Stuhl', weil es den *Begriff* Stuhl jetzt verstanden hat. Die Welt um es herum gewinnt an Struktur, an deutlichem Zusammenhang. Und auf der Basis dieser deutlicheren Strukturierung kann die Nuancierung sich durchsetzen. Das Kind wird die Unterschiede der einzelnen Stühle erfahren: Lehnstuhl, Küchenstuhl, hoher Stuhl, niedriger Stuhl usw.
Eigenschaftswörter bekommen jetzt als nähere Präzisierung des selbständigen Hauptwortes Bedeutung. So kann es mehr Einzelheiten wahrnehmen. Der Erzieher sollte daran anschließen, indem er dem Kind hilft, ‚groß' und ‚klein': zu erleben. Nur aus einem Miterleben

heraus kann das Kind erfahren, was zu einem Begriff gehört. Darum müssen wir es fühlen lassen, wie *schwer* diese Dose ist und wie *leicht* eine andere, wie hoch dieses Brett ist und wie niedrig das andere, wie weich dieses Tuch ist, wie schön warm diese Wärmflasche usw.

Dem B-Kind brachten wir bei, die Umwelt rund um diese Begriffe zu erleben (einfühlendes Erleben), jetzt versuchen wir, dem E-Kind über die Sprache eine mehr bewußte Erfahrung zu vermitteln. Die ‚Lautsprache' wird zu einer ‚Begriffssprache'. Über Bewegung, Fühlen, Hören, Sehen usw. muß das Kind den Inhalt der Begriffe, die Qualität der Dinge erleben. In dieser Lebensphase ist es normalerweise auch vom Entwicklungsstand aus soweit, dies aufzunehmen. Das Kind genießt die endlose Zahl von kleinen Aufträgen, die wir ihm geben können, wie z. B. ‚Bring mir die große Gabel, das rote Tuch . . .' Wir müssen uns dabei aber immer fragen, ob es unseren Auftrag ausführen kann, nämlich, ob wir ihm schon beigebracht haben, was wir als groß, rot, hoch usw. bezeichnen. Etwas später sollten auch Begriffe wie: lieb, böse, schön, häßlich usw. gebildet werden, obwohl es sein kann, daß diese Begriffe das Kind erst auf dem F-Niveau ansprechen werden.

Das E-Kind, das ständig weniger der Welt als Totalität gegenübertritt, sammelt neue Erfahrungen. Es erlebt die Dinge nun mehr im Zusammenhang und kommt so schon zu kleinen *Denkaktivitäten*, die sich ständig weiterentwickeln. Bestimmte Eindrücke aus dem täglichen Leben hält es nun besser fest; Situationen und Ereignisse bleiben länger in seiner Erinnerung, wodurch sich, wie schon gesagt, seine ‚Vergangenheit' aufbaut. Das Kind kann zwar noch nicht über eine Vergangenheit verfügen, aber in einer später eintretenden ähnlichen Situation können bestimmte bereits erlebte Erfahrungen wieder hervorgerufen werden. Es ist jetzt empfänglicher für die Grenzen, die ihm die Außenwelt setzt. Es merkt, daß nicht alles glückt, was es will, erwartet oder ausprobiert.

Leider erleben *unsere Sorgenkinder* diese Vorgänge ganz anders. Wir stellten schon die größere Geschlossenheit ihrer Welt fest, in der die Dinge es nicht locken oder fesseln, so daß wir als Erzieher sie bewußt mit der Umwelt in Kontakt bringen und es Erfahrungen machen lassen müssen. Auf dem *D*-Niveau versuchten wir das Kind so viel wie möglich ‚*mit*zunehmen', um es zu einem ‚Auchtun' anzuregen, um ihm die Namen der Gegenstände beizubringen und diese damit in eine

Unabhängigkeit von ihm zu rücken, in der Hoffnung, dem Kind damit mehr Distanz und ein größeres Bewußtsein seiner selbst zu vermitteln.
Dies war für unsere Kinder schon sehr schwer zu erreichen. Aber noch schwerer wird es, die Kinder aus dem Psychischen heraus auf die Dinge zu richten (*E*). Die Begriffe, die es kennenlernt, bekommen nämlich selten genug Inhalt, es kann in die Vielheit der Dinge nur schwer Ordnung bringen und kommt dadurch erst spät zu der Entdeckung, daß auch das bislang unbekannte Möbelstück (ein Stuhl) natürlich ein *Stuhl* sein kann. Derartige Zusammenhänge und Strukturen werden kaum erlebt. Damit hängt selbstverständlich zusammen, daß weitere Nuancierungen (wie z. B. Größen- und Farbunterschiede) in seinem Leben nur eine geringe Rolle spielen können und der Sprachschatz sich in ebenso geringem Maße erweitern kann. Wir sehen dann auch, daß die Entwicklung des behinderten Kindes immer langsamer vorangeht.
Es macht sporadisch neue Entdeckungen, die aber genauso schnell wieder vergessen werden können, da es wenig registriert oder festlegen kann. Es kann auch dasjenige, was für es etwas bedeutet, nicht in Begriffe umformen. Es macht daher wenig neue Erfahrungen. So wie für das normal begabte Kind jede Erfahrung eine Stütze und ein Sprungbrett ist, neue Entdeckungen zu machen, erlebt das ‚Sorgenkind' einen solchen Moment eher als mühsam erworbenen Endpunkt, als einen Ruhepunkt, der Unterstützung gewährt und den es nicht gerne verläßt. Es bekommt nämlich keine Anregung von einem Zukunftsbewußtsein.
Es wird uns nun immer deutlicher, daß dieses Kind uns braucht, um weiter zu kommen, daß es von uns abhängig ist. Unsere Anregung und unsere Führung geben ihm Halt. Das braucht es, da auch dieses Kind Freude bei jedem Schritt erlebt (sei er auch noch so klein), den es mit unserer Hilfe weiter nach vorn macht.

2.5.2. Zusammenfassung des *E*-Niveaus

Das Kind

a) Es ist für unser Sorgenkind sehr schwer, sich aus dem Psychischen heraus den Dingen zuzuwenden.

b) Es wird sich daher wenig fragen: ,Wie muß ich das tun' oder ,warum ist das so' usw.
c) Es wendet sich nur ungenügend der Realität zu und entdeckt dadurch die Dinge um es herum kaum in ihrer Eigenheit.
d) Die Erfahrungen, die es macht, berühren es nur wenig, sie sinken schnell wieder weg, werden vergessen und geben demzufolge eine zu kleine Basis für weitere Entdeckungen.
e) Es durchschaut den Zusammenhang der Dinge nicht, wodurch eine Begriffsbildung kaum zustande kommt. Es hat daher kein Verständnis für Ordnung und Struktur: es lebt in einer Welt voller Überraschungen; einer Welt, die es nicht versteht und die ihm keine Sicherheit bietet.
f) Die Sprache soll selbstverständlich zur Entfaltung kommen, wenn auch nur in geringem Maße. Es fällt dem Kind schwer, sich in Worten auszudrücken. Sein Wortschatz bleibt gering und seine Sprache ohne Nuance.
g) Es lebt ohne wirkliche Zukunftsperspektive. Denn der Drang groß zu werden ist häufig nur sehr schwach. Weil es so wenig von der Realität versteht, nur ungenügende Erfahrungen macht und seine Welt deshalb auch weniger Halt bietet, wird es nicht genügend angeregt, etwas zu entdecken oder weiterzugehen in der Erfahrung.
h) Das Kind braucht mehr als das normalbegabte Kind sein Leben lang Hilfe und Führung, um dadurch Sicherheit im Kontakt mit dem Erzieher erfahren zu können. Es ist in seiner Abhängigkeit und Anhänglichkeit sehr beeinflußbar, im guten und schlechten Sinn.
i) Wirkliche Gehorsamkeit können wir deshalb auch nicht von ihm verlangen. Wenn wir in der Nähe sind, können wir erwarten, daß es tut, was wir ihm sagen.
j) Das Kind braucht einen großen (nicht zu großen!) strukturierten Spielraum, um sich motorisch ausdrücken zu können.

Der Erzieher
a) muß das Kind ständig auf die Realität ausrichten;
b) muß es so weit wie möglich in die offene Sinngebung rücken, d. h. ihm zeigen, ,wie es etwas tun muß', ,wozu etwas da ist' usw.;
c) muß versuchen, dem Kind möglichst schon bestehende Ordnungen zu vermitteln, es Zusammenhänge verstehen zu lassen usw;

d) muß versuchen, durch vielfache und vielfältige Wiederholungen dem Kind Sicherheit zu verschaffen;
e) soll auch jetzt wieder täglich regelmäßig einige Zeit mit dem Kind beschäftigt sein, um es in normalen Situationen durch kleine Arbeiten oder Spielchen anzuregen und zu aktivieren, die am eigenen Tisch des Kindes durchgeführt werden. Der Erzieher sitzt dabei am besten neben dem Kind oder ‚Über Eck' (nicht gegenüber) auch auf einem niedrigen Stuhl;
f) sollte probieren, über kleine, konkrete Vereinbarungen und schnell zu verwirklichende Pläne das Gedächtnis des Kindes zu entwickeln und es auf das Kommende (das Zukünftige) zu richten, z. B.: ‚Weißt du noch, was wir gleich tun wollten? . . . Und was du dafür mitnehmen mußt?'
g) sollte beim Zusammensein mit dem Kind es soviel wie möglich anregen, über das, was es gerade tut und sieht zu sprechen und zu erzählen, um so seine Sprache zu aktivieren;
h) sollte verstehen, wie abhängig das behinderte Kind von ihm ist und wie groß die Verantwortung ist, die er trägt, weil das Kind so beeinflußbar (suggestibel) ist.
i) sollte auch versuchen, das Kind in seinem motorischen Beschäftigtsein anzuregen, sollte zielgerichtet seine Bewegungen führen.

2.5.3. Richtlinien für die zielgerichtete Beschäftigung

Mit den folgenden Spielen können wir dem Kind mit Hilfe von viel Material aus seiner täglichen Umgebung heraus Möglichkeiten zur weiteren Entwicklung schaffen. Wenn bestimmte Aktivitäten einmal nicht glücken, sollte man die Schwierigkeiten des Kindes besonders beachten und ‚Zwischenschritte' finden und mit ihm auch mit anderem Material üben. Diese Liste kann man mit vielen Beschäftigungen anfüllen, die dieselben Aufgaben beinhalten, aber andere Form verlangen. Man sollte diese Aufgaben ständig zu variieren suchen. Das geistig behinderte Kind entwickelt sich so langsam, daß es lange Zeit von ein und derselben Aufgabe gefesselt bleiben muß; indem eine Aufgabe jedesmal in einer anderen Form angeboten wird, kann man ohne daß es das Kind merkt, ständig die Erfüllung einer Aufgabe üben.

Auf diesem Niveau arbeitet das Kind gerne an einem seiner Größe angepaßten Tischchen oder direkt auf dem Boden; es sei denn, es hilft uns in der gewohnten Lebenssituation.

Aufgaben:

a) *Wir bringen dem Kind bei, den Tisch zu decken;* Gabel und Messer beiderseits des Tellers und den Löffel quer darüber. (Wir achten dabei noch nicht auf rechts und links, denn das ist noch zu schwer). Das tun wir anfangs wiederholt, deutlich und langsam mit ihm zusammen. Wenn wir vermuten, daß es das nun allein kann, geben wir immer weniger Anweisungen. Wir ermutigen es aber weiterhin und loben es; bleiben vorläufig noch in der Nähe und beschreiben zur Unterstützung die Beschäftigung so ruhig und so einfach wie möglich: ‚Gut so, jetzt die Teller . . . schön so, einen für Papa und einen für Mama, schön, du weißt das schon genau, ich brauche dir das gar nicht mehr zu sagen . . . Ja, jetzt kommen noch die Gläser . . . ich bin neugierig, ob du noch weißt, wo die stehen müssen . . . Gut so, sehr gut, du hilfst mir sehr! . . .‘

b) *Wir zeigen ihm, wie wir ordentlich das Besteck in die Schublade räumen:* Die Gabel zu den Gabeln, die Löffel zu den Löffeln usw. Wir überlassen dem Kind ständig mehr, bis es zeigt, daß es verstanden hat, was wir ihm beibringen wollen.

c) *Wir räumen zusammen mit dem Kind immer ordentlich seine Spielsachen weg.* Dazu müssen wir uns bewußt Zeit nehmen, um es *mit ihm zusammen* auf seinem Niveau zu tun! Jedes Spielzeug muß seinen eigenen übersichtlichen Platz haben, so daß es alles schnell wieder finden kann und schließlich auch allein aufräumen kann. Man sollte ihm daher zur Orientierung feste Punkte geben und diese ständig wiederholen, so daß es z. B. weiß, daß die Legosteine in die hohe Dose, in die Ecke der Kiste gehören und daß auf dem untersten Brett, übereinander, die Puzzlespiele liegen usw.

Wir bringen ihm auch bei, die Büchse mit den Klötzchen ordentlich aufzuräumen, indem die großen Klötze in die Ecken geschoben werden, so daß alles gut paßt.

d) *Wir machen mit dem Kind eine Anzahl kleiner Absprachen:* ‚So, jetzt legen wir die Puppe in sein . . . ja, Bettchen. Dieser Deckel gehört

auf die . . . Pfanne. Das Handtuch hängen wir an den . . . Haken. Unsere Jacke? . . . Die hängen wir an den Ständer.‘
Möglichst spontan versuchen wir alle diese Handlungen mit Worten zu beschreiben und zu wiederholen. Wir hoffen, daß das Kind, wenn wir mit einer Antwort zögern, diese Pause ausfüllen wird, daß es die Bedeutung dessen verstanden hat, was wir gesagt haben. Je mehr derartige, wohl geordnete Absprachen wir haben (an die auch wir uns konsequent halten), desto glücklicher und sicherer wird sich das Kind fühlen.

e) *Wir geben dem Kind verschiedene Sachen zum Sortieren.* Dabei sollte es darum gehen, aus verschiedenen Dingen die gleichen herauszusuchen.

Wir sortieren in zwei (oder mehrere) kleine Behälter oder Büchsen u. a.: rote Glasperlen und gelbe Glasperlen — weiße und braune Bohnen — große und kleine Knöpfe — Schrauben und Muttern aus Plastik — viereckige und runde Perlen — rote und weiße Bauklötzchen usw.

Wir beginnen dieses Spiel durch ganz langsames und betontes Vormachen. ‚Diese tue ich da hinein und diese . . . da hinein . . . und jetzt diese! . . . Wo sollen die hin? Wo gehört die hin? Da? . . . Nein, nicht dahinein, das sind nicht dieselben . . . Und die hier? . . . Ja, das sind dieselben, da lege ich es hinein!‘ Damit fahren wir fort, bis das Kind immer mehr mitdenken kann. Dann übergeben wir ihm diese Arbeit und korrigieren es vorläufig noch, wenn es nötig ist. Man sollte dabei keine Fehler entstehen lassen, weil sie Verwirrung schaffen. Wenn es das Sortieren noch nicht ganz begriffen zu haben scheint, müssen wir ihm auch weiterhin helfen. Oder wir müssen es anhalten, wenn es müde wird, nachdem es einige Zeit richtig sortiert hat.

f) *Zusammen mit dem Kind (seine Hand in unserer) ziehen wir mit kräftiger Kreide Striche auf eine schrägstehende Tafel.* ‚Schau mal . . . das ist schön, . . . was ist das jetzt? . . . Noch mal? . . . Siehst du wohl . . . Machst du jetzt einen? . . . Mach doch mal . . . sieh doch mal! Da, du kannst das, gut so.‘

g) *Wir geben dem Kind ein ganz einfaches Puzzlespiel mit drei Teilen und bieten diese erst als Ganzes an.* Nachdem wir besprochen haben, was es darstellt, schieben wir die Teile langsam ein wenig auseinander. ‚Jetzt ist es kaputt . . . wie schade . . . Sollen wir es wieder ganz machen? . . . Sieh mal . . .‘ und langsam schieben wir die Teile wieder aufeinander zu. ‚Jetzt ist es wieder ganz, siehst du? . . . Da ist der Hund wieder. Noch mal?‘ Wir wiederholen den Vorgang; diesmal jedoch sollten wir das Kind ermutigen, es selbst einmal zu probieren, oder wir tun es mit ihm zusammen, indem wir seine Bewegungen mit unserer Hand führen. Wenn es dem Kind gelingt, die Stücke richtig wieder ineinanderzuschieben, kann man sie nun etwas weiter auseinanderziehen, oder vielleicht sogar etwas drehen. Dadurch wird die Aufgabe mit einem Mal viel schwieriger. Deshalb muß man darauf achten, dem Kind dann Hilfe anzubieten, wenn es die Aufgabe versucht hat aber zu keinem Resultat gekommen ist. Nicht zu schnell helfen, das Kind muß erst selbst probieren!

h) *Wir wählen ein ganz einfaches Vorlesebuch aus, schauen uns mit dem Kind zusammen die Bilder an und erzählen dabei so einfach wie möglich anhand des Textes, was dazugehört.* Wirkliches Vorlesen kommt für das Kind noch nicht in Frage. Es geht hier vor allem um das geborgene Beieinander, also um die Atmosphäre. Man sollte ständig genau darauf achten, ob vom Kind verstanden wird, was vom Text übernommen ist. Dies sollte dann auch in eigenen Worten wiederholt werden, sobald der Text schwierig zu sein scheint.
Man sollte versuchen, das Kind so weit wie möglich in die Atmosphäre der Erzählung zu den Bildern mit einzubeziehen: ‚Oh, sieh mal, wer kommt denn da! . . . Ja, der Hund und was macht der Hund? . . . Siehst du das? . . . Er trinkt, siehst du, aus seinem Napf . . . er hat sicher Durst . . . Ob er das wohl mögen wird? . . . Sollen wir mal auf der nächsten Seite sehen? . . . Oh was ist denn das jetzt? . . .‘

i) *Wir breiten ein ganz einfaches Lottospiel, mit nur wenigen Teilen vor dem Kind aus.* Wir haben z. B. vier Kartensätze: einen Ball, ein Haus, eine Puppe, einen Hund. Diese vier Abbildungen legen wir deutlich und langsam vor dem Kind aus (auf seinem Tisch oder auf den Boden) und wir reden einzeln über das, was jede Karte darstellt. Danach nehmen wir eine der übriggebliebenen vier Karten und suchen, wo wir sie darüber (oder zur einfacheren Korrektur) darunter legen können. Wir halten eine Karte zunächst unter den Ball . . . ‚Nein, da gehört sie nicht hin‘ und wir schieben die Karte langsam weiter. ‚Gehört sie hier hin? . . . Nein, das paßt auch nicht, das ist nicht dasselbe, die sind nicht gleich' usw. Dann: ‚Ja, hier kann die liegen, das sind dieselben, siehst du wohl? Diese und diese sind gleich', usw.

Wenn das Kind die Namen der Abbildungen kennt, verwenden wir sie natürlich zur Unterstüzung. Kennt es die Namen nicht, sollte man sie auch lieber nicht verwenden, da es hier nicht in erster Linie um das Benennen von Gegenständen geht, sondern darum zu suchen, welche zwei Dinge gleich sind, also um das *Sehen;* dabei könnte das Benennen der Dinge verwirrend wirken. Wenn das Mühe bereiten sollte, dann können wir den Abstand vergrößern oder verkleinern.

j) *Das Einsteck-Mosaik.* Zunächst kann das Kind mit dem Mosaik noch keine Figuren stecken, das ist zu schwer. Wir stecken aber (ohne anfangs auf die Farbe zu achten) mit ihm zusammen an einem Rand entlang eine Linie. Oder wir stecken die Stöckchen einfach entlang des Randes im Viereck ein. Auch hierbei geht es allein um die Beschäftigung. Das Resultat ist dem Kind noch einerlei, nur daß da etwas entsteht ist wichtig, darum bemüht es sich. Wenn das schnell geht, können wir dem Kind helfen, ein Muster zu stecken, z. B. ein Stäbchen stecken, dann ein Loch überspringen usw. Es sind viele Variationen und Schwierigkeiten denkbar.

k) *Wenn das Kind ohne Mühe große Perlen aufreiht, können wir ihm auch kleinere Perlen geben.* Auch hier ist wieder das Aufreihen an sich fesselnd; wir sollten es noch nicht eine ganz lange Kette aufreihen lassen. Eine zu große Anzahl von Perlen kann entmutigend wirken; man sollte also stets nur eine kleine Zahl geben und ständig darauf achten, daß das Kind gefesselt bleibt. Man sollte es nie zu lange beschäftigt lassen, die Beschäftigung darf nicht in eine Enttäuschung münden. Vielleicht kann man es etwas später nochmals dazu anregen, mit den Perlen ein Muster aufzufädeln: eine gelbe, eine rote, eine gelbe, eine rote usw. Aber das ist noch sehr schwer! Man muß dabei darauf achten, daß keine anderen Farben herumliegen; das lenkt ab und macht die Aufgabe noch verwirrender. Auch hier ist es schon wieder viel, wenn es acht Perlen in dieses Muster einbezieht.

l) *Ganz langsam machen wir vor, wie wir stets den größten der Ringe auf dem Tisch suchen (vielleicht auch schon mit Worten angedeutet) und versuchen dann, mit dem Kind zusammen, die Ringpyramide aufzubauen.* Dies ist vor allem für unsere Kinder sehr schwer, weil sie so leicht von anderen Reizen angesprochen werden und dabei die Auf-

gabe vergessen, so z. B. von dem süßen kleinen Ring oder von dem schönen roten Ring o. ä.
Wir müssen ständig mit Worten auf die Aufgabe verweisen. Wir sagen dabei: ‚Welchen jetzt' oder: ‚Welcher ist jetzt der größte? . . . Und jetzt, welcher kommt jetzt dran?' Auf diese Weise können wir jetzt auch schon eine Würfelpyramide aufzubauen versuchen.
m) *Beim Spielen mit Bauklötzchen können wir nun auch schon erwarten, daß das Kind selbst einen Turm zu bauen versucht.* Ob das schon ohne unsere Hilfe gelingt, hängt davon ab, ob es z. B. motorisch schon genügend entwickelt ist, also geschickt genug ist, seine Klötze richtig zu setzen. Wir können ihm jetzt auch zeigen, wie wir ein Tor bauen, indem wir einen Klotz auf zwei andere legen. Wir machen das in aller Ruhe vor und lassen es die Öffnung, das Tor erfahren, indem wir ein kleines Auto durchfahren lassen: ‚Tut, Tut, kann ich da mal durchfahren?' Danach brechen wir das Tor wieder ab, um es noch einmal aufzubauen, wenn das Kind Aufmerksamkeit zeigt, eventuell auch mit Hilfe des Kindes.
n) *Das Spiel mit seiner Puppe oder seinem Bär können wir dadurch aktivieren, daß wir zusammen die Puppe oder den Bär ins Bett legen, sie sorgfältig zudecken;* ihm seine Flasche geben oder mit einem Löffelchen füttern und danach in der Badewanne abwaschen. Auch das Bärchen nascht und bekommt eine Strafe usw.
In diesem Zusammenspiel versuchen wir, so viel Atmosphäre wie möglich zum Ausdruck zu bringen. So gehen wir z. B. auf Zehenspitzen zum Puppenbett oder halten den Kopf der Puppe über Wasser, wenn wir sie baden. Dabei erzählen wir so einfach wie möglich, warum wir das tun, um auch hier wieder Verbindungen zu schaffen und um für das Kind die Situation durchsichtig zu machen.
o) *Wir sollten das Kind mit allerlei Kreisspielen, Kletter-, Wurf- und Fangspielen aktivieren und einfache Gleichgewichtsübungen mit ihm machen,* damit es lernt, sich im Raum zu orientieren; auch das Fortbewegen auf dem Laufrad, dem Roller usw. ist in diesem Zusammenhang von Bedeutung.

Material
— verschiedene Sortierspiele
— einfache Lottospiele

— eine Ringpyramide
— mehrere Würfel
— verschiedene große und kleine Perlen
— ein Einsteck-Mosaik mit nicht zu kleinen Löchern
— ein Formbrett mit vier einfachen Formen (Kreis, Dreieck, Viereck usw.)
— ein einfaches Puzzlespiel mit drei oder vier Plättchen (ein zersägtes Holztier etwa)
— eine schrägstehende Kindertafel mit kleiner, kräftigmalender Kreide
— eine Trommel mit Stöcken
— verschiedene Schrauben und Muttern aus Plastik und Holz
— Legosteine
— eine Garage mit Auto
— ein Bauernhof mit Figuren
— eine Kiste mit großen Klötzen
— ein großer und ein kleinerer Ball
— eine Puppe
— ein Bär
— ein Puppenbett
— ein Steckbrett
— einen kleinen Handfeger mit Schaufel
— Besen, Schwamm, Staubtuch
— mehrere Kegel
— ein Eimerchen mit Schippe, Sandformen und ein Sieb
— ein Plastikservice
— Küchenmöbel
— ganz einfache Kinderfibeln und Bilderbücher
— ein Dreirad
— Tretauto, Roller

Lieder

Unsere Kinder mögen Musik sehr gern hören. Man sollte öfter Kinderschallplatten hören und mit ihnen zusammen im Takt der Musik klatchen, laufen, tanzen. Wir erzählen dem Kind, was auf der Platte gesprochen wird und singen zusammen die Lieder mit; häufig dieselben Lieder hören und häufig dieselben Bewegungen machen schafft Freude.

Veränderungen schaffen Verwirrung! Wenn wir meinen, daß eine Variation erforderlich ist, dann müssen wir das Kind langsam darauf vorbereiten, daß wir nun etwas anderes tun werden.
Alle einfachen Kinderlieder sind jetzt möglich, wie z. B. ‚Bruder Jakob'. ‚Kommt ein Vogel geflogen', ‚Guten Abend-Gute Nacht'.
Auch die allereinfachsten Ringelspiele kann das Kind jetzt an der Hand des Erwachsenen schon versuchen.

2.5.4. Greif nicht zu hoch

a) *Wir müssen versuchen, dem Kind viele unserer einfachen alltäglichen Beschäftigungen beizubringen,* es dazu zu ermutigen und anzuregen. Wir dürfen uns aber nicht enttäuscht zeigen, wenn es sich anfangs noch nicht zurecht findet. Man sollte das Kind für seinen Eifer und Einsatz an sich loben, nicht erst für die Leistung als solche, die wahrscheinlich nicht fehlerfrei sein kann.
b) *Jedes Kind, vor allem aber unser Kind, braucht Belohnung und Lob, wenn es sein Bestes getan hat.* Das gibt ihm Mut weiterzumachen. Aber auch mit Lob und Belohnung sollte man doch in einem reellen Rahmen bleiben. Freuen Sie sich über einen gewissen Erfolg, aber bauschen Sie ihn nicht zu sehr auf. Wenn normale Kinder um unser Kind herum stehen, erweckt das sonst Unwillen.
c) *Wir sollten das Kind so viel wie möglich mittun lassen.* Es ‚möchte' dann immer etwas mehr, aber . . . das bedeutet, daß wir ihm auch immer mehr überlassen müssen, d. h. kleine Risiken müssen wir dabei schon in Kauf nehmen (z. B. möchte es jetzt auch schon mal eine *schöne* Tasse in die Küche tragen). Unseren Kindern passiert aber häufiger ein Mißgeschick, u. a. durch ihre wenig elastischen Bewegungen und dadurch, daß sie nicht so sicher in der Welt stehen. Daher sollte man nicht böse werden, auch wenn einen z. B. die zerbrochene schöne Tasse wirklich ärgert. Behalten Sie ihr Vertrauen darin, daß es das nächste Mal gelingen wird. Unsere Bedenken machen das Kind unsicher oder es wird entmutigt: es kann es dann stets weniger gut.
d) *Sie sollten nicht erstaunt darüber sein, daß Ihr Kind in einer fremden Situation nicht das kann, was es zu Hause kann.* Bestrafen Sie es nicht dafür und zeigen Sie ihre Enttäuschung nicht. Denn dieses Nicht-

Können entsteht ja gerade durch seinen Mangel an Verstehen. Zu Hause den Tisch zu decken ist für das Kind etwas ganz anderes, als bei der Oma den Tisch zu decken, auch wenn objektiv gesehen nicht allzu viele Unterschiede bestehen. Auch ein anderer Becher als der gewohnte kann das Kind total aus der Fassung bringen. Dies sollte man verstehen und dem zuvorkommen, indem man dem Kind in einer fremden Situation eben mehr hilft, u. a. durch einfachere Aufgaben und durch mehr Geduld. Dadurch vermeidet man viel Verdruß.

e) *Wir haben dem Kind beigebracht, seine Klötze ordentlich in die Kiste zu räumen und seine Jacke an die Garderobe zu hängen. Das soll nun nicht heißen, daß es das auch immer tut.* Das Kind ist leicht abzulenken und kann, mit dem besten Vorsatz beginnend, oft doch den Auftrag vergessen. Wir dürfen in einem solchen Fall nicht streng sein, sondern müssen etwas *später* versuchen, das Kind daran zu erinnern, so daß es dann den Auftrag, eventuell mit uns zusammen, ausführen kann.

f) *Man sollte dem Kind nicht zu viele Eindrücke vermitteln, indem man es überall mit hinnimmt, oder mehrere Stunden hintereinander mit dem Auto spazieren fährt!* Dieses Kind, das doch alles besonders schwer aufnimmt und verarbeitet, ‚sackt' dadurch ‚ein', d. h. es wird in Inaktivität gedrängt oder wird durch die Vielzahl von Eindrücken, die es nicht fassen kann, verwirrt und desorientiert.

Unser Kind ist am glücklichsten in einer kleinen übersichtlichen Welt. Diese sollte man nur sehr langsam erweitern.

g) *Vielleicht ist das Kind jetzt soweit, daß es schon im voraus ankündigt, wenn es auf die Toilette muß.* Es ist beinahe sauber. Nur nachts müssen wir es noch für eine Weile hochnehmen, das ist noch ganz normal in dieser Entwicklungsstufe. Das Kind ist noch zu ‚jung', als daß man ein bewußtes Sauberkeitstraining mit ihm durchführen könnte, d. h. man kann ihm noch nicht mit einem Wochenkalender weiterhelfen, in dem es die Tage, an denen es trocken war, ankreuzen kann. Das einzige, was wir tun können, ist darauf zu achten, daß das Kind nachmittags nicht mehr zu viel Flüssigkeit bekommt und daß es nachts nicht zu kalt schläft. Das Kind, das schon tagsüber sauber ist, kann auch tagsüber wieder zurückfallen. Ursachen dafür können sein: Krankheit, Kälte, labile Familiensituation, plötzliche Veränderungen im Lebensrhythmus u. dgl.

h) *Ordentlich am Tisch zu sitzen, ist für alle Kinder sehr schwer.* Wir müssen daher unsere Forderungen nicht zu hoch setzen. Aber vom Kind auf dem *E*-Niveau können wir schon verlangen, daß es mit Gabel und Löffel essen lernt, ohne viel zu bekleckern. Wir können es dazu anspornen, ordentlich am Tisch zu sitzen, mit geschlossenem Mund zu kauen, nicht mit vollem Mund zu sprechen und dann nicht zu sprechen, wenn ein anderer gerade redet usw.

i) *Obwohl das Kind sich schon besser ausdrücken kann und mehr Wörter zu seiner Verfügung hat, fällt es doch auf, wie mangelhaft und wenig nuanciert seine Sprache sich aufbaut.* Wir dürfen uns deswegen nicht enttäuscht fühlen und dem Kind etwas vorwerfen; dies hängt mit seiner ungenügenden geistigen Entwicklung zusammen. Wir können ihm helfen, indem wir viel, einfach und deutlich mit ihm sprechen. Man sollte ihm außer den Namen der Gegenstände, mit denen es täglich in Berührung kommt, soviel *Zeitwörter* wie möglich beibringen. Das sollte man vorzugsweise in spontanen Situationen tun, die man beschreibt, in denen man aber zögert, ein Wort auszusprechen, etwa: ‚Paß gut auf, wir werden jetzt die Straße . . . (überqueren)'. ‚So, jetzt hast du deinen Schlafanzug an, jetzt müssen wir noch Zähne putzen und . . . (Hände waschen)'. Selbstverständlich fügen wir das Wort selbst ein, wenn das Kind nichts sagt, die Situation muß spontan bleiben, wir lassen aber bewußt immer einen Raum, in den das Kind einspringen kann und wir sollten auch alles tun, es zu ermutigen und anzuregen. Auch beim Betrachten und Beschreiben von Bildern sollten wir — wenn möglich — versuchen, das Kind selbst zu Wort kommen zu lassen. Wir müssen uns dabei bewußt sein, daß wir ihm auch die Gelegenheit dazu bieten müssen. Wenn wir selbst z. B. zu schnell sprechen oder zu wenig auf das Kind eingehen, wird unser Versuch vergebens sein; auch dann, wenn unser Gespräch inhaltlich keine Beziehung zum Kind besitzt; wenn wir uns pflichtgemäß dem Kind zuwenden, aber innerlich keinen Bezug zu ihm haben oder wenn wir uns nicht die Zeit nehmen, ruhig mit ihm beschäftigt zu sein. Wir verraten uns in allem selbst, in unserem unruhigen Blick, in der Intonation unserer Stimme, die nicht auf das Zusammensein mit dem Kind abgestimmt ist, in unserer Haltung; kurzum, in allem. Wir sollten uns dann besser nicht mit dem Kind beschäftigen, denn wir erreichen doch nicht, was wir wollen, im Gegenteil wecken wir eher Widerstand.

j) *Sich selbst Ausziehen sollte für das Kind nicht mehr schwer sein.* Selbst das Anziehen gelingt schon ein bißchen. Man sollte dem Kind vor allem Kleider geben, die sich leicht an- und ausziehen lassen, um es zum Selbst-probieren anzuregen. Man kann vom Kind noch nicht erwarten, daß es Knöpfe, Schleifen und Reißverschlüsse selbst schließen kann, dabei muß man ihm vorläufig noch helfen. Es kann aber schon sehr viel selber machen und man sollte dabei ständig bei ihm sein, um ihm zu helfen und es eventuell zu korrigieren. Alles, was Schwierigkeiten bereitet, muß geübt werden. Die Handlungen sollten so weit wie möglich vereinfacht werden, z. B. indem man die lange Hose flach vor das sitzende Kind auf den Boden legt und die Schuhe immer direkt vor das Kind stellt. Beim An- und Ausziehen sollte man vorläufig noch immer denselben Rhythmus einhalten, denn auch das bietet dem Kind Hilfe.
k) *Das Selber-waschen ist jetzt an der Reihe.* Hier kann man sicher noch keine hohen Anforderungen stellen, man kann aber versuchen, das Kind durch viel Vormachen z. B. durch ‚Selbst-Hände-Waschen' anzuspornen. Beim Waschen und auch beim Zähneputzen sollte man immer dabei sein. Man sollte so viel wie möglich mit dem Kind zusammen tun und immer wenn es will, das Kind zum Selbst-tun anzuregen versuchen.

2.6. F-Niveau: Ich kann es jetzt selbst

2.6.1. Hintergrund und Information

Das ‚Ich kann es jetzt selbst' charakterisiert im wesentlichen das Tun des Kindes auf dem *F*-Niveau. Das Kind kann in der Tat schon eine Menge selbst. Wir sollten ihm daher etwas mehr Freiheit geben und ihm auch mehr Verantwortung für Aufgaben übertragen, die es bewältigen kann.
Das Kind steht wieder mit etwas mehr Distanz und Offenheit seiner Umgebung gegenüber und zeigt bereits eine größere Selbständigkeit. Es ist körperlich gewachsen und kräftiger geworden, ist expansiver und braucht mehr Lebensraum, den wir ihm gern gewähren. Norma-

lerweise sollten wir das Kind jetzt in den Kindergarten schicken. Es braucht jetzt ein anderes Lebensmilieu, den Umgang mit anderen Kindern und auch eine andere Führung.
Es kommt jetzt etwas weiter von zu Hause weg, macht kleine Besorgungen in der Nähe, darf auch schon auf dem Bürgersteig spielen und rollern ... Dies wird jetzt alles möglich, wie es schon mehr versteht, mehr Zusammenhänge sieht, z. B. versteht es, daß es überfahren werden kann, wenn es plötzlich die Straße überquert oder daß ein Brand entsteht, wenn es mit Feuer spielt (aber wissen und wissen ist zweierlei!). Es sieht mehr die Hintergründe, auch von Gebot und Verbot und ist daher eher imstande, gehorsam zu sein. Es verträgt jetzt schon mehr Freiheit, wir dürfen es aber dabei nicht ganz aus den Augen verlieren. Da es impulsiv und ablenkbar ist, kann es die guten Vorsätze vergessen und auch sehr verantwortungslose, dumme Sachen anstellen. Seinem Mehr-Wissen und Mehr-Verstehen können wir noch nicht unbedingt Vertrauen schenken. Wir können ihm zwar gewisse Verantwortungen übertragen, müssen aber im Hintergrund doch immer für das Risiko einstehen. Das Kind bekommt mehr Lebensraum: es zeigt jetzt, daß es allein eine Besorgung machen kann und sich allein aus- und ankleiden kann, soweit es ihm möglich ist. Wir sollten aber wenn nötig, immer einspringen können. In dieser Periode erfährt es sehr stark sein ‚Großwerden' und sein ‚Können'; bekommt ein bestimmtes Gefühl dafür, was ihm schon gelingt und was noch nicht. Mit Spannung sehen wir, wie es das, was ihm noch nicht gelang, immer wieder zu bezwingen versucht. Wir sehen, wie es mit einem gewissen, noch nicht bindenden, aber konkreten Ziel vor Augen arbeitet. Es tut sein Bestes, dies zu realisieren, versucht und versucht nochmals, anders ... zeigt sich enttäuscht, wenn es nicht geht, beginnt aufs Neue ... und wiederholt noch viele Male bis es auf einmal zu seiner Überraschung zu gelingen scheint. Die Freude über einen Erfolg ist deutlich und es spürt, daß es weitergekommen ist. Seine Beschäftigungen werden sichtbar sinnvoller. Ein ‚Wille' drückt sich jetzt aus, ein Gefühl, etwas erreichen zu müssen, sein eigenes Tun im Lichte von ‚Leistung' zu betrachten: ‚das tue ich jetzt selbst'. Die Dinge bekommen für es mehr Wert und in Zusammenhang damit kann es konzentrierter und länger mit einer Sache beschäftigt sein; es zeigt in diesem Beschäftigtsein Eigenheit und Selbständigkeit.

Sein Denken wächst in die Breite und in die Tiefe. Die Verarbeitung ist jetzt mehr nach innen gerichtet. (Sehen wird jetzt zum *Be*sehen, Fühlen zum *Be*fühlen, Hören zum *Zu*hören usw.). Das Psychische setzt sich durch und der Beginn zu einem denkenden Erleben kann sich jetzt entwickeln, was zu einem besseren Verständnis für das führt, was man tut und warum man es tut. Das Kind kommt dadurch zu einem besseren Verständnis der Dinge und zu einer tieferen Einsicht. Die Erfahrungen dringen tiefer ein, halten länger vor und werden inhaltlich reicher durch ein wachsendes mehrdimensionales Vermögen zur Verarbeitung erlebt. Dies zeigt sich u. a. an bestimmten Gefühlen, die jetzt deutlich erkennbar zu Tage treten, sowie an Freude und Erwartung, oder Angst und Schuld um Probleme wie Krankheit, Tod, Krieg usw.

Für das C-, D- und E-Kind hat sich die Welt mehr geöffnet, d. h. es wurde in ständig größerem Maße durch Reize verlockt, die die Außenwelt vermittelte und die eng an sein noch stark emotionales Erleben anschlossen. Es versuchte, an Dingen zu lecken, zu ziehen, zu schieben usw. Durch das Hantieren mit den Dingen erlebte es viele Seiten des Materials in verschiedenen Abstufungen und dadurch zahllose Möglichkeiten, die Welt in ihrer unendlichen Mehrdeutigkeit zu entdecken. Da es nicht weiß, wie man durch Beschäftigtsein Ordnung in die Welt bringt, würde das Kind in dieser chaotischen Vielheit untergehen, wenn der Erzieher nicht zur selben Zeit damit anfangen würde, das Chaos zu ordnen, indem er dem Kind zeigt, wozu die Dinge dienen und indem er ‚gegenseitige Absprachen' (‚so machen wir das') mit dem Kind trifft.

Das F-Kind ist nun soweit, daß es sich schon ein ganzes Ende in unserer Weise von Sinngebung (der offenen Sinngebung) auszudrücken weiß, wodurch es die Welt mehr und mehr in den Griff bekommt, da ihre Strukturen für es sichtbarer werden.

Als pädagogische Antwort auf die unausgesprochene Frage des Kindes, das in einer zu großen Offenheit lebt, schränken wir das zuviel an Möglichkeiten ein und schließen so einigermaßen seine Welt. Dies verschafft ihm mehr Sicherheit, das was sich ihm offenbart, weiter und nuancierter zu erfassen. Die Welt bekommt dadurch ständig mehr eigene Farbe, eigenes Erleben und einen eigenen Wert. Dies führt zu einer eigenen Interpretation, einer *persönlichen* Sinngebung.

Beispiel

Das junge Kind lernt Vaters Stuhl als ein großes Ding kennen, in dem man sich so gut verstecken kann, in dem es schön warm ist, und das so schön weich ist. Man kann auf ihm, wenn man ein bißchen weiter ist, herrlich hüpfen und man kann sich von hinten dranhängen, ohne zu fallen.

Jeden Augenblick entdeckt das Kind, abhängig von seiner Stimmung, immer wieder neue, andere Möglichkeiten und die vorigen werden sehr schnell wieder vergessen (unverbindliche Sinngebung). Aber jetzt lernt das Kind auch, daß das *Vaters* ‚Stuhl' ist, auf dem man nicht wippen und nicht hüpfen darf . . . auch wenn man es noch so gerne tun würde; und es auch tut, sobald die Erwachsenen nicht darauf achten. Das wieder etwas reifere Kind weiß, daß dies *Vaters Stuhl* ist und respektiert das in gewisser Hinsicht. Außerdem weiß es jetzt, daß man auf Stühlen sitzt und daß sie oft zum Tisch gehören, damit man am Tisch sitzen und essen kann (offene Sinngebung).

Das F-Kind sieht nicht nur diesen Stuhl als einen Stuhl inmitten anderer Stühle, von denen einer aus Holz, der andere aus Plüsch ist, einer groß und hoch, der andere klein und niedrig, ist, der eine mit, der andere ohne Lehne ist . . . und alle kann man z. B. als Treppchen gebrauchen, wenn man das Fenster schließen will . . . (offene Sinngebung), sondern es sieht noch mehr in dem Stuhl: es sieht ihn mit einer gewissen Ehrfurcht an, da dies Papas Stuhl ist und es seinen Papa als stark, groß und klug erlebt. Und wenn Papa einmal ernsthaft krank ist, erlebt es den Stuhl als fremd und ein wenig feindselig . . . (persönliche Sinngebung).

Das Kind will jetzt mehr zielgerichtet und konzentriert beschäftigt sein; es verlangt auch nach einer größeren Variation in den Beschäftigungen. Daher müssen wir ihm die Chance geben, bei der Ausführung einer Aufgabe am eigenen Tisch beschäftigt sein zu können; etwas entfernt von den anderen, damit es sich in aller Ruhe in die Aufgabe vertiefen kann; danach wird ihm Raum gelassen, um rennen und klettern zu können und um mit anderen zu spielen oder es wird in einer ruhigen, entspannten Atmosphäre etwas vorgelesen.

Mit diesen verschiedenen Beschäftigungen können wir immer mehr eine Vertiefung versuchen.

Das Kind versucht, wenn es motorisch beschäftigt ist, ob es auch so stramm laufen kann, wie die Soldaten oder ob es auch so springen kann, wie die Kinder auf der Straße.

Das *bauende* Kind macht nun erstmalig Gebrauch von den Klötzen, z. B. um einen Raum zu bauen, in dem Autos stehen können. Die ersten richtigen Puppen werden gezeichnet, nachdem lange Zeit nur gekritzelt wurde. Auch sein Spiel erfährt jetzt eine Vertiefung. Begegneten wir bislang im Spiel des Kindes nur Fragmenten der Realität, in denen wir uns selbst oder andere in Gesten, im Gesagten oder in be-

stimmten Aktivitäten wiedererkennen, so begegnen wir diesen Momenten im Spiel des F-Kindes zwar auch wieder, sie werden jetzt aber mehr ganzheitlich ausgedrückt. Das Kind kann die Bedeutung bestimmter Aktivitäten besser durchschauen, es sieht eher eine Situation, in der derartige Aktivitäten erforderlich sind und kann auch etwas länger an der Ausführung solcher Situationen festhalten. Wir sehen, wie das Kind jetzt z. B. ‚Besuch' spielt oder ‚Vater und Mutter'. Da wird gekocht, da werden Besorgungen gemacht, usw. Vieles wird noch unzulänglich ausgearbeitet: alles kostet z. B. noch zehn Pfennig! ... Aber ein Ansatz zum spielerischen Verarbeiten eigener Eindrücke macht sich doch bemerkbar. So sehen wir auch, wie ein Verlangen nach Zusammenspiel entsteht. Zunächst drückt sich das noch im räumlichen Zusammensein aus, so z. B. in der Puppenstube. Das eine Kind ist dann, ob verkleidet oder nicht, der Vater und das andere die Mutter. Aber von einem Miteinanderspielen kann noch nicht die Rede sein. Mutters Tätigkeit erschöpft sich im Kochen und Schenken und die des Vaters im Zimmern. Die Kinder suchen einander zwar wohl in ihrem gemeinsamen Plan, aber es geht doch jedes in seinem Beschäftigtsein seinen eigenen Weg. *Wirkliches* Zusammenspiel kommt anfangs nur sporadisch vor. Das häufige Beschreiben (in Worte fassen) der Spielaktivitäten ist für das Kind hilfreich und ordnend, wie z. B.: ‚Damals warst du der Vater und ich die Mutter, und damals warst du böse ...'. Durch derartiges Beschreiben wird ihr Handeln mehr festgelegt und auf eine konkrete Ausführung gerichtet.
Diese Form des Spiels erweitert sich von allein, je älter das Kind wird. Die Kinder halten länger an einem Spielthema fest und arbeiten es immer mehr mit eigenen Erfahrungen aus. Das Thema bekommt auch einen immer persönlicheren Anstrich durch eigenes ‚Durchdenken' und ‚Ausarbeiten'. Die Erfahrungen werden nuancierter durchlebt, weil das Kind mehr versteht und auf allen Gebieten schärfer und detaillierter wahrnimmt. Sein Inneres wird dadurch reicher, was sich in eigenen Ausdrucksformen manifestiert; also auch im Spiel. Die Mutterrolle wird z. B. von dem einen Kind in seiner persönlichen Sinngebung anders ausgedrückt, als von einem anderen. Die eine Mutter wird als lieb, sorgsam, hilfreich und ruhig dargestellt und die andere als dominant, tadelnd, ungeduldig und hastig, keine Sicherheit bietend. So entwickelt sich normalerweise bei jedem Menschen das Bild einer

Mutter, eines Vaters, von dem Doktor als allgemeiner Begriff (offene Sinngebung). Daneben entwickelt sich aus der Erfahrung der eigenen Situation die persönliche Sinngebung, wenn nämlich die Oma keine ‚liebe alte Dame' war (offene Sinngebung) sondern eine etwas mürrische alte Dame (persönliche Sinngebung). Das Kind wird so immer mehr (wenn auch nicht bewußt) zwischen einer ‚gängigen Gemeinsprache', die es spricht und sprechen muß, je älter es wird, und einer ‚persönlichen Sprache' unterscheiden, einem ‚persönlichen Gespräch', das es von sich aus führt und nur in einer sicheren Welt führen kann. Selbstverständlich wird auch die Sprache wieder reicher an Ausdrucksmöglichkeiten; das Kind spricht jetzt in Sätzen, lernt die Tätigkeitswörter zu beugen und drückt aus, daß es sich auch in Zeit und Raum orientieren kann, obgleich Begriffe wie: gestern, morgen usw. noch lange falsch gebraucht werden können. Auch wird das Kind, wenn es sich ein kleines Stück von zu Hause entfernt hat, fragen, ob es jetzt nun bald am Ziel angelangt ist.

So erlebt das Kind mit unserer Hilfe ständig mehr das alltägliche Leben. Es versteht schon ziemlich viel, tut selbst eine ganze Menge, alles auf seine Art und in seinem Tempo; denkt über die Dinge nach, kommt mit Fragen, auf die es gerne eine Antwort auf seinem Niveau haben möchte. Das heißt, daß das Kind anfangs glücklicher mit ‚Motiv'-Antworten ist (Warum schwimmt der Ast im Wasser? . . . Damit wir ihn unter der Brücke durchschwimmen sehen können') als mit einer ‚ursächlichen' Antwort. ‚Warum liegt das Eis im Graben?' . . . ‚Weil es heute nacht gefroren hat'. Motivantwort: ‚Damit wir schön Schlittschuh laufen können'. (*Van Hees*, 1958). Wir können mit dem F-Kind auf seinem Niveau schon über viele Dinge reden, über Tod, Geburt, Artig- und Unartigsein, Lieben usw. Wir müssen ein solches Gespräch durch uns und durch die Atmosphäre, in der es stattfindet, ganz auf das Kind einstellen. Wir müssen, wenn wir mit ihm zusammen sind, darauf achten, daß wir uns den Blick für die Erlebnissphäre erhalten, die das Kind um derartige Themen ausgearbeitet hat. Daran anschließend können wir unser Gespräch führen, können wir versuchen, ihm allerlei darzulegen und verständlich zu machen, so daß das Kind das Thema verarbeiten kann. Ein solches ‚Verstehen' dürfen wir uns nicht zu bewußt vorstellen, denn bewußtes Leben und vor allem die Bewußtwerdung seiner selbst setzt erst sehr viel später ein.

Bei einer solchen Betrachtung drängt sich immer deutlicher *der Unterschied zwischen dem normal begabten Kind und unserem Sorgenkind auf.* Gerade was das innere Durcharbeiten betrifft, das Verstehen und Begreifen der Dinge in ihren gegenseitigen Zusammenhängen, bleibt unser Sorgenkind stecken (s. auch *E*-Niveau). Es lernt zwar ordnen und eine Anzahl Zusammenhänge sehen, wenn wir es darauf aufmerksam machen, von sich aus kann es das aber nur sehr schwer. Es sieht was wir tun und macht das nach, aber es versteht doch meist nicht das wesentliche dessen, was es tut. Sein Verstehen bleibt an das gebunden, *was* es gelernt und *wann* es das gelernt hat, an bestimmte Situationen und wir erleben, wie in fremden Situationen dieses ‚Wissen' plötzlich nicht mehr verfügbar ist. Es hat eben nicht wirklich verstanden, es ist nicht wirklich zu ihm durchgedrungen: daher kann es sein Wissen in anderer Umgebung nicht mehr anwenden.
Wie sollen unsere Kinder es fassen, wenn sie beim Zu-Bett-Gehen nicht den Stuhl finden, auf den sie zusammengefaltet ihre Kleider legen, wie sie es gewöhnt sind. *Oder:* Mutter hat verschlafen, alles muß schnell gehen. Unser Sorgenkind ist jetzt das ‚Lästigste' von allen, denn es gerät ganz außer Fassung. So schnell kann es die Lage nicht mehr übersehen.
Oder: wir haben dem älteren Mädchen beigebracht, die Leisten in einem Zimmer abzustauben. In einem fremden Zimmer müssen wir ihr von Neuem alle Leisten zeigen.
Unser Kind ist mehr auf lose Einzelheiten ausgerichtet. Es sieht viele Kleinigkeiten, an denen andere vorbeilaufen und wenn alle diese Einzelteile an ihrem Platz stehen, wenn ‚alles so ist, wie es sich in seinen Augen gehört', dann ist es glücklich.
Es kann diese Details aber nicht im Rahmen eines größeren Ganzen sehen und daher auch nicht in ihrer Relativität. So sehen wir z. B. wie es beim Betrachten eines Bildes, auf dem ein Mädchen schlafend im Bett liegt und draußen die Sterne am Himmel stehen, zum Mond ‚Sonne' sagt, weil er zufällig etwas orangefarben aussieht. Eine derartige Reaktion würden wir von einem normal begabten Kind auf dem F-Niveau nicht erwarten. Auch wenn der Mond orangefarben ist, wird es bei der Interpretation von Detailangaben eher das Bedeutungsganze (Mond) im Vordergrund sehen. Das behinderte Kind wird in einer Situation auf der Straße ein weinendes Kind als ‚Kind weint' interpre-

tieren und nicht verstehen, daß die Situation als Ganzes noch mehr umfaßt: nämlich eine offene Tasche, ein liegendes Fahrrad, ein etwas schräg auf der Straße stehendes Auto; für das behinderte Kind weint das andere Kind, nur weil es angeredet wird.

So ist die Welt für unsere Kinder voller Überraschungen und voller unverstandener Wunder, angenehmer und unangenehmer. Sie verursachen ihm meist nur wenig Sorgen, da sie nicht wirklich tief erlebt und darum auch bald vergessen werden. Das Kind lebt in einer Welt des hier und jetzt und braucht jetzt ständig unsere Hilfe, um die Situation immer aufs Neue übersehen zu können. Wenn wir ihm dabei helfen, die Dinge auf seinem Niveau anzupacken und es vor unerwarteten, unbegreiflichen Momenten schützen, indem wir es warnen und auf das, was kommen wird, vorbereiten, dann ist das behinderte Kind eigentlich meistens recht glücklich. Es ist dankbar für unsere Liebe und Hilfe, ist meistens gern bereit, das zu tun, was wir möchten und gibt dann sein Allerbestes, um es auf seine Weise so gut wie möglich zu tun. Wenn wir es ermutigen und es anregen, immer noch ein Schrittchen weiter zu wagen, genießt es dann wohl auch eine bestimmte Leistung, aber nicht die Erfahrung weitergekommen und ‚groß' geworden zu sein.

‚Großsein' ist ein relativer Begriff. Er muß im Rahmen der menschlichen Entwicklung gesehen werden, im Sinne eines wesentlichen *Weiterkommens,* einer *Perspektive.*

Leider wird in einer Gesellschaft wie der unseren ‚groß sein' häufig gleichgesetzt mit: viel leisten und äußerlichen Besitz haben. Man ist erst etwas wert, wenn man, ökonomisch gesehen, viele große und nützliche Leistungen vollbringt. Aus dieser Perspektive sind unsere Sorgenkinder ‚minderwertig', denn ihre Leistung ist ‚wertlos' und von geringem Nutzen. Man kann sich dann selbst fragen, ob es Verantwortung ist, wenn man sich vor sie setzt und mit ihnen gemeinsam mühsam jeden weiteren Schritt vorbereitet . . . Das ist aber nur eine Ansicht vom Wert des Menschseins. Eine andere ist, daß man als wertvoll ansieht, wenn ein Mensch imstande ist, zur Selbstentwicklung zu kommen; was nur aus dem Kontakt mit den Mitmenschen heraus möglich ist (auf die Erziehung bezogen: mit dem Erzieher). Und vollentwickeltes Menschsein bedeutet, daß der Mensch in dienender Liebe, der eigenen Verantwortlichkeit bewußt und danach handelnd, sich zugleich auch für die Entwicklungschancen anderer verantwortlich fühlt: für den Behinderten u. a. Wenn wir aus diesem Hintergrund heraus denken, fragen wir uns nicht, ob unsere Hilfe einem anderen Menschen ‚nützlich' ist und Früchte bringen wird; sondern, wie wir ihm (hier: dem geistig behinderten Kind) so verantwortungsvoll wie möglich helfen und es anregen können, seine Möglichkeiten zur vollen Entwicklung zu bringen, um ihm damit als Mensch ein reelles Gefühl von Eigenwert, von Selbstbewußtsein zu vermitteln, indem wir es *die* Verantwortung selbst tragen lassen, die es tragen kann.

2.6.2. Zusammenfassung des *F*-Niveaus

Das Kind

a) wird (wie wir bereits beim *E*-Niveau unter Punkt b feststellten) stark von unserer Führung abhängig bleiben.

b) muß bei uns Sicherheit finden können, die es ihm ermöglicht, weiterzugehen, voranzukommen.

c) wird auf der Basis dieser Sicherheit das Erreichen der von uns gesteckten Ziele als Freude erfahren, wenn wir es genügend anregen, ermutigen und auf die Zukunft richten können.

d) wird, wenn es gut geleitet wird, zu einem gewissen realen Bewußtsein kommen.

e) wird unter Anleitung einfache Tätigkeiten verrichten können, für die es z. T. auch selbst verantwortlich sein kann.

f) wird so auch an der Gemeinschaft teilhaben, wenn auch nur an bescheidener Stelle, und daran seine Freude haben.

Der Erzieher

a) muß sich seiner bleibenden Verantwortung für dieses Kind bewußt sein.

b) muß begreifen, daß er für dessen Sicherheit garantieren muß.

c) muß in seiner Erziehung ständig den Nutzen und die Möglichkeiten des Kindes im Auge behalten und das, was gut für es ist.

d) muß sein Bestes tun, dieses Kind auch in die menschliche Gemeinschaft zu rücken, zuerst u. a. indem er ihm gute Manieren und Gehor-

sam beibringt. Gerade für unsere Kinder ist es von besonderer Bedeutung, sich normal und ordentlich zu verhalten.
e) muß das Kind zur Aktivität anregen, zu sinnvollem Beschäftigtsein, indem er dem Kind immer wieder ein erreichbares Ziel darbietet.
f) muß zusammen mit dem Kind versuchen, dieses Ziel zu erreichen und für jeden Erfolg dankbar sein, wie gering er auch sein mag.
g) muß alles tun, um beim Kind ein reales Bewußtsein zu entwickeln, indem er kleine Aufgaben ausführen läßt, für die das Kind selbst die Verantwortung tragen kann.
h) muß seine Aufmerksamkeit auch auf die motorische Beschäftigung des Kindes ausrichten.

2.6.3. Richtlinien für eine zielgerichtete Beschäftigung

Für das *F*-Kind sind solche Tätigkeiten besonders geeignet, die ‚*Ordnen*' und ‚*Zusammenhänge finden*' vermitteln. Also suchen wir: ‚Was gehört zu wem?' (gleiche Farben zueinander, gleiche Formen, gleiche Abmessungen, gleiche Arten Gemüse zueinander, gleiche Früchte usw.) oder: ‚Was paßt wohinein?' (Einsteckpuzzles, Mosaike) oder: ‚Wie kann ich die Dinge so zusammenbringen, daß sie ein Ganzes bilden?' (Figuren legen, Gegenstände zusammentun, die mit ‚Spazierengehen' zu tun haben, oder mit Nähen oder die in die Küche gehören) oder: ‚Was gehört nicht zueinander und warum nicht?' oder: ‚was fehlt da?' Die letzten Punkte sind für unsere Kinder noch sehr schwer. (Verschiedene Spiele und Arbeiten dazu siehe auch unter *E* c.)
a) Wie schon beim *E*-Niveau versuchen wir *das Kind soweit wie möglich in unser alltägliches Leben mit einzubeziehen.* Wir bringen ihm bei, sauber abzuwaschen, Schuhe und Kupfer zu putzen, Taschentücher zu bügeln, Türen zu öffnen, das Telefon abzunehmen, im Garten mitzuhelfen usw. Man sollte bei einfachen täglichen Verrichtungen dem Kind den Vortritt lassen. Zeigen sie ihm langsam und deutlich, was es tun muß! Vielleicht sollte man dazu die Handlung in Teilstücke zerlegen und diese eins nach dem anderen vormachen. Nicht weitergehen, bevor das erste Stück wirklich verstanden ist (zugleich zeigen,

wie wir etwas Kupferputzmittel auf unser Poliertuch tun, danach zeigen, wie wir polieren usw.). Auch jetzt ist es wieder wichtig, alles ruhig und ordentlich ablaufen zu lassen, was vom Erzieher vor allem Selbstbeherrschung und Disziplin verlangt.

b) Auf dieselbe Weise wie auf dem *E*-Niveau (*E c. 5.)* fangen wir auch jetzt *wieder mit schwierigeren Sortierspielen* an. Wir sortieren z. B. drei verschiedene Rots oder vier verschiedene Größen Quadrate oder wir suchen rote und gelbe Perlen aus einem großen Haufen Perlen verschiedener Farbe und Formen heraus. Die Zahl der zu sortierenden Gegenstände kann jetzt auch größer werden. Auch bei den schwierigeren Sortierarbeiten sollten wir lieber erst keine Fehler entstehen lassen, weil anfangs die Aufgabe an sich schon schwierig genug ist.

Wenn das Kind aber bei einem Material, das es gut beherrscht, aus Nachlässigkeit einen Fehler macht, sollte man das bis zum Ende liegen lassen und dann zum Schluß sagen: ‚Ist das auch wirklich richtig so? . . . Sieh mal genau hin . . . ich sehe noch etwas, was nocht nicht ganz richtig ist.' Nun sollte es auch selbst suchen. Die Schwierigkeit für das Kind liegt jetzt nicht so sehr im Sortieren, denn es kannte diese Arbeit ja schon gut, sondern vielmehr im Entdecken und Ausbessern eines Fehlers. Sich selbst Korrigieren ist wichtig!

c) Wenn das Kind mit kräftiger *Kreide* schon geschickt und flink Striche auf der Tafel macht, dann sollte man ihm vormachen, *wie man einen Kreis malt,* eventuell mit seiner Hand in unserer. Wenn das schnell glückt, kann man auch schon Puppenumrisse auf die Tafel zeichnen, sie mit dem Kind zusammen betrachten und benennen: ‚Da ist ihr . . . ja, Kopf — und das ihr . . . Bauch, und das ihr . . . usw. Meinst du, daß du das auch zeichnen kannst? Versuch es doch einmal: sollen wir es zuerst einmal zusammen probieren?'

Wir können dem Kind jetzt auch Bleistift und Papier geben, und es damit ‚zeichnen' lassen.

d) *Wir geben dem Kind eine Schere mit runden Spitzen* und kräftiges Papier und lassen es zur Übung erst einmal einfach so hineinschneiden. Danach kann es z. B. Streifen von dem Papier abschneiden. Das wird anfangs sehr schwer sein, daher sollte man es zunächst wieder ruhig mit ihm zusammen tun. Etwas später, wenn es schon gelingt, kann man ein Quadrat auf das Papier aufmalen und dem Kind langsam vor-

machen, wie man behutsam an den Rändern entlang schneidet, um das Quadrat nicht kaputt zu machen.
Es macht dem Kind sicher großen Spaß, wenn es das ausgeschnittene Quadrat sauber und ordentlich ausmalen und in ein eigenes Heftchen kleben kann.
e) Bevor wir *dem Kind ein Heft zum Malen geben,* müssen wir erst ganz einfache Figuren üben. Dazu zeichnen wir selbst ein nicht zu kleines Rechteck oder Quadrat (da das Kind noch ziemliche große Malbewegungen macht) und nicht zu groß (da der Auftrag, wenn er zu lange dauert, seine Spannung verliert). Nun machen wir vor, wie wir sauber, nicht zu dick, innerhalb der Striche, von oben nach unten, in einer Richtung unsere Figur ausmalen. Dies ist für junge Kinder und allemal für unsere, eine schwierige und ermüdende Beschäftigung. Sie müssen nämlich dazu ihre feineren Bewegungen schon gut beherrschen können.
f) *Ein größeres Puzzle kann häufig noch sehr schwer sein.* Auf dem *F*-Niveau bieten Vorlagen dem Kind meist noch keine Hilfe, da das Absehen davon noch zu schwer ist. Wir können diese Aufgabe vereinfachen, indem wir zunächst selbst ein Puzzle herstellen, d. h. aus dem fertig gelegten Puzzle einige Stücke herausnehmen und sie vom Kind wieder einfügen lassen. Dasselbe wiederholen wir mit mehr und anderen Stücken. Gelingt dies ziemlich schnell, dann können wir die Hälfte des ganzen Puzzles herausholen; um möglicherweise etwas später auch die andere Hälfte zu probieren. Wenn dies alles gelingt, kann man es riskieren, das ganze Puzzle auf einmal vom Kind legen zu lassen.
Unsere Kinder haben häufig nur einen Blick für die ausgesägte Form der einzelnen Stückchen und nicht für die Funktion der einzelnen Teile (Rand- und Eckenteile) und für die Stücke mit derselben Farbe (die zusammen den Himmel bilden) und auch nicht für das Ganze der Abbildung. Vielleicht können sie aber nach einiger Zeit dann doch ein ganzes Puzzle allein legen. Dann hat diese Aufgabe nur noch wenig Sinn, es sei denn als Entspannungsübung, und man sollte dieses Puzzle nach einiger Zeit durch ein anderes ersetzen. Kinder können nämlich leicht ein ihnen bekanntes Puzzle ganz aus dem Kopf zusammenlegen — und das ist dann allein eine ziemlich sinnlose Aufgabe.
g) *Einsteckmosaik.* Geht das Einstecken an sich schon ziemlich leicht und kann das Kind schon Reihen abwechselnd stecken, dann sollte

man den Auftrag schwerer machen, indem man z. B. drei oder vier verschiedenen Farben abwechselnd stecken läßt. In den Ecken schafft das meist Verwirrung. Man kann auch, wenn das alles ziemlich gut glückt, auf der einen Hälfte des Mosaiks selbst ein ganz einfaches Muster stecken (ein Viereck oder einen Tisch oder ein Haus) und das Kind auf seiner Hälfte diese Vorlage nachstecken lassen (natürlich nicht in der Hälfte uns gegenüber, denn dann müßte es spiegelbildlich arbeiten und das ist noch zu schwer.).

Nach einer Vorlage arbeiten ist nicht einfach, auch wenn das Kind die Vorlage vor seinen Augen entstehen sieht und sie nicht verkleinert dargestellt ist. Deshalb sollte man ihm zu Beginn helfen, z. B. indem man den Anfang und die Ecken selbst steckt. Vielleicht kann es dann später auch eine verkleinerte Vorlage nachstecken.

Mit Mosaikfiguren können wir auch eine Reihe abwechselnd legen und dabei die Aufgaben in dem Maße ständig schwerer machen, wie das Kind versteht (z. B. rot □ —gelb □ —rot □ —gelb □ ;
oder: rot □ —gelb ◊ —rot □ —gelb ◊ ;
oder: rot □ —grün ◊ —blau △ —rot □ —grün ◊ —blau △ .

Dazu kann man erst einmal selbst auf Karten ein Muster aufzeichnen, das erst aus zwei, dann aus mehreren Figuren besteht: ◊ □
□ ◊
□

Das Kind kann das Muster zunächst nachmachen, indem es die Figuren auf die Vorlage legt. Später legt es die Figuren daneben, was erheblich mehr Anspannung kostet. Vielleicht sollte man später noch einmal nach einer verkleinerten Vorlage legen lassen.

h) Wir sitzen dicht beim Kind in einer gemütlichen Atmosphäre und *lesen ihm kleine Geschichten vor,* wobei wir die schwierigen Wörter in einfache umsetzen und indem wir die Geschichte so vorlesen, daß es noch beinahe dem Erzählen gleicht: mit vollem Ausdruck in Intonation und Mimik und noch ganz auf das Kind zugeschnitten. Dieselben Geschichten werden auf dieselbe Art mehrmals vorgelesen und wir versuchen dabei, vom Kind ständig mehr Teile des Textes in seiner eigenen Sprache wiedergeben zu lassen. Oder: Wir besprechen zusammen die Geschichte. Dabei geben wir immer Anhaltspunkte, die dem Kind weiter helfen. Auch wenn das Kind die Geschichte vielleicht nur mangelhaft ergänzt, bleibt das wichtigste, daß es dies überhaupt tut und daß es verstanden und behalten hat, um was sich die Geschichte dreht. Vorlesen, ohne daß das Kind etwas davon versteht, hat wenig Sinn.

i) Beim Spielen *mit den Klötzchen versuchen wir jetzt einen Turm und eine Brücke zu bauen* und wenn dies gut gelingt, mit dem Kind zusammen einen Raum zu bauen, z. B. eine Garage für seine Autos oder eine Scheune für seine Tiere. Dazu bauen wir so einfach wie möglich im Viereck eine Mauer auf — vorläufig noch ohne Fenster und ohne Dach, evtl. mit einer Tür — und lassen es später mit Hilfe seines Spielzeugs (ein Pferd oder ein Auto das rein- und rausfährt) den Raum als Raum erleben. Für viele unserer Kinder ist es sehr schwer, einen solchen Raum zu bauen. Das zeigt sich auch in der Beschäftigung mit Legosteinen. Sie machen zunächst noch verhältnismäßig wenig richtig.

j) *Wir helfen dem Kind beim Einrichten einer Puppenstube.* Aus sich selbst heraus empfinden unsere Kinder keinen Ordnungssinn und verstehen auch nicht, was das ist, was wir tun. Sie sollen selbst die Möbel in dieser Stube zusammenstellen. Trotzdem lieben sie es, die Puppen ins Bett zu legen, auf den Stuhl zu setzen oder sie in einem kleinen Wagen herumzufahren, usw. Viel mehr als diesen spielerischen Umgang mit dem Material werden wir bei dem Kind kaum erleben.

k) *Es ist besonders wichtig, mit dem Kind Einkaufen zu spielen.* Zu diesem Zweck sollte man ihm vorzugsweise Probedosen-, päckchen und -büchsen geben, die es dann später auch in normaler Größe beim Einkaufen wiedererkennen kann. Nach einiger Zeit kann man dann auch mit dem Gebrauch von Spielgeld beginnen. Man sollte nicht mehr als 5 Pfennige auf einmal verwenden und die Einkäufe sollten vorläufig stets zwei oder drei Pfennige kosten, die das Kind vielleicht schon allein zusammenzählen kann. So kann es auch lernen, *zwei* Päckchen Butter zu verkaufen und *vier* Dosen Spinat . . . Bei diesem Spiel sollten Sie dem Kind auch beibringen, wie es ein Geschäft betritt (dazu sollte es wirklich von draußen das Zimmer betreten), wie es ordentlich seine Fragen formuliert und wie es auf eine Frage antworten muß.

Durch diese Spiele (u. a. auch Verkehrsspiele) können wir dem Kind viel alltägliche Umgangsformen in einfachen Situationen beibringen.

l) Um zu *lernen, dem Rhythmus von Musik zuzuhören,* sollte man zunächst mit dem Kind zusammen im Takt laufen und klatschen (das Klatschen lernt es auch wieder am besten mit seinen Händen in unseren). Sobald das Kind zu erkennen gibt, daß es etwas von Rhythmus versteht, geben Sie ihm ein Tamburin oder ein Glöckchen in die Hand. Das Triangel kommt dann erst später.

Man sollte das Kind auch Höhe und Tiefe der Töne erfahren lassen. Bei ‚hoch' machen wir uns groß und machen leichte kleine Schritte, bei ‚tief' laufen wir gebückt mit großen schweren Schritten. Anfangs ist ein Viervierteltakt zum Laufen am besten geeignet; später kann das Kind auch nach einem Dreivierteltakt laufen.

m) *Gesellschaftsspiele* sollten Sie *zunächst nur mit dem Kind allein spielen, also zu zweit.* Es ist nämlich für das Kind noch sehr schwer darauf zu warten, ‚daß man dran ist'. Anfangs kann es das noch nicht begreifen: ‚Jetzt du, und nun wieder ich, und nun wieder du und nun ... ja, ich bin wieder dran'. Mit der Angabe, wer gerade dran ist, sollte man stets etwas länger zögern, in der Hoffnung, daß das Kind begreifen lernt und zum Schluß selbst sagt, wer an der Reihe ist. Man sollte dabei vorzugsweise Würfel- oder würfelähnliche Spiele benutzen.

In den Spielen sollten Sie etwas von der Spannung des ‚Gewinnens' ausdrücken: ‚Oh, sieh nur, jetzt überholst du mich ... aber ich werde dich wieder einholen, paß nur auf ... Oh, jetzt kommst du noch weiter ... du wirst doch nicht etwa gewinnen ... oh, schau nur, wie gut du schon bist, gleich gewinnst du tatsächlich noch ...' usw. Dies alles mit viel Humor, Quasiangst und echter Freude ausgedrückt, wenn es gewinnt.

Häufig erleben unsere Kinder die Spannung des Gewinnens noch nicht mit, da sie noch nicht verstehen, um was es geht. Sie genießen dann aber doch die Spannung, die Sie als Erzieher in das Spiel zu legen wissen.

n) In der *Sandkiste* sollten Sie dem Kind einfache Formen geben, eventuell erst einmal sein Eimerchen, um damit Kuchen aus Sand zu backen. Diese Aufgabe fällt nämlich zuerst lange nicht gut aus und je ‚ausgearbeiteter' die Form ist, desto weniger gelingt es dem Kind, dem Kuchen eine gute Form zu geben. Zunächst sollten Sie es häufig mit dem Kind zusammenmachen und den Sand sehr fest drücken. Erst später wird es ihm allein gelingen, vielleicht ... An diese Beschäftigung kann man, um sie attraktiver zu machen, ein Bäckerspiel anknüpfen. Sie kommen Kuchen kaufen, die Sie mit dem Kind zusammen gebakken und mit Perlen, Blumen oder Muscheln verziert haben.

o) In Anschluß an das *E*-Niveau (*E* c. 15.) müssen wir versuchen, die dort genannten *Bewegungsaktivitäten weiter anzuregen.*

Material:

— Unterschiedlich schwere Sortierspiele (schwerer durch eine größere Anzahl von Gegenständen, durch feine Unterschiede, durch eine Kombination von Unterschieden: verschieden große Nägel und Muttern; verschieden große und farbige Knöpfe).
— schwere Lottospiele
— das Memoryspiel (das Kinder - oder auch das große Memory Spiel. vom letzteren nehmen wir vorläufig nur eine kleine Anzahl einfacher Abbildungen heraus)
— das Einsteckmosaik
— ein Mosaikspiel
— schwerere Steckbretter
— schwerere Puzzles (9 bis 16 Stücke)
— ein ganz einfaches Malbuch mit Farbstiften
— eine schrägstehende Tafel mit kräftigen Kreiden
— mehrere Faltblätter
— einfache Klebesachen
— verschiedene Flechtmatten
— ein Bilder- und Farbendomino
— eine Dose mit noch kleineren Perlen
— einen Hammer
— Legosteine und anderes einfaches Konstruktionsmaterial
— ein Auto oder Boot, das einfach auseinanderzunehmen ist
— eine Kiste mit großen Klötzen
— größere und kleinere Bälle
— einfache Vorlesebücher und Kinderfibeln
— eine einfache Puppenstube mit Möbeln und Puppen
— eine Kücheneinrichtung
— ein Plastikservice mit Löffel-, Gabel- und Messerbehälter
— eine Brücke mit Schiffen
— Autos, Spieleisenbahn, Flugzeuge, Soldaten

— Bauernhoftiere, Hecken, Bäume
— Umziehsachen
— eine Schubkarre
— ein Dreirad mit Anhänger
— einen Traktor
— einen Roller
— ein Klettergerüst und ein Rutschbrett
— eine Schaukel mit Rückenlehne und sicherer Befestigung
— einen Reifen aus Holz
— einen alten Autoreifen
— eine Plastikmundharmonika
— eine Rassel
— ein Tamburin
— eine Kindertrompete aus Plastik
— ein Triangel
— ein Glöckchen

Gesellschaftsspiele
Schwarzer Peter
Schnipp-Schnapp
Kinderquartett
Domino
Kegelspiel
Farbentürme
Memory
Lottospiele
Greifspiel (fühlen, welchen Gegenstand man in der Hand hat)
Fang den Hut
Angelspiel

Lieder
Lassen Sie die Kinder viel Musik hören, das mögen die meisten Kinder sehr gern. Die im Handel erhältlichen Kinderschallplatten sind als Begleitung für unsere Kinderlieder sehr geeignet, auch für einfache Singspiele und für die Gymnastik.
Es ist auch wichtig, den Kindern beizubringen, durch Laufen, Klatschen auf den Rhythmus der Musik zu hören und diesen etwas später

mit dem Tamburin, einer Triangel oder dem Glöckchen zu unterstützen.

2.6.4. Greif nicht zu hoch

(Siehe dazu auch beim *E*-Niveau unter *E* d. genannte Punkte)

a) *Werfen Sie dem Kind nicht seine Unsicherheit vor, wenn es Angst hat,* sich auf einem Spaziergang zu verirren, weil es merkt, daß *Sie* die Situation nicht ganz beherrschen. Dieses Kind lebt nämlich in einer so gefühlsmäßigen, unübersichtlichen Welt (dadurch, daß es sie so wenig im ganzen übersieht, und so wenig davon versteht), daß es, sobald es uns zögern spürt, in Panik geraten kann. *Unsere Sicherheit ist sein einziger Halt.* Darum sollten Sie das Kind in einer fremden Situation auch nicht allein lassen, es sei denn, Sie haben sich mit ihm zusammen überzeugt, daß diese genügend Hilfspunkte bietet.
b) *Fahren Sie das Kind nicht zu heftig an, wenn es dumme Sachen sagt oder tut.* Das normale Kind erlebt und versteht viele Dinge, die diesem Kind entgehen. Es gibt unzählige Situationen, in denen wir ganz selbstverständlich annehmen, daß es sie versteht, von denen es aber in Wirklichkeit überhaupt nichts verstanden hat. Lassen Sie sich Ihre Verwirrung und Ihre Unruhe so wenig wie möglich anmerken, denn das Kind wird dadurch entmutigt und in die Passivität zurückgedrängt, anstatt zu einem besseren Aufpassen angeregt zu werden.
c) *Eine wirkliche kreative Beschäftigung können wir von diesem Kind nicht erwarten.* Es kommt überhaupt nicht oder nur selten zu einer eigenen Sinngebung, so wie wir es vorher beschrieben haben. Deshalb müssen wir ihm für alles Vorbilder und deutliche Richtlinien bieten, nach denen es sich richten kann. Innerhalb dieser Grenzen müssen wir es aber ermutigen, auf eigene Ideen zu kommen. Die Gefahr ist nämlich nicht auszuschließen, daß unter einer starken Führung jede Eigeninitiative zerstört wird. Das kann gerade bei unseren Kindern sehr schnell passieren, weil ihre eigene Initiative an sich schon so gering ist. *Die Devise lautet also:* innerhalb vorbereiteter deutlicher und konkreter Aufträge die eigene Formgebung anzuregen (z. B. zeichnet das Kind unsere Haus-Vorlage nach und wir ermutigen es dabei, noch eine

Haustür oder ... hinzuzufügen)! Die Zeichnung hat durch uns Stabilität erhalten, einen Halt, der durch die vom Kind hinzugefügten Einzelheiten nicht verloren gehen soll. Wir müssen aber sein zeichnerisches Schaffen dann bremsen, wenn es den Schornstein des Hauses nicht nur rauchen läßt, sondern wenn soviel Rauch gezeichnet wird (und immer mehr Rauch dazu), daß die Zeichnung zu verschwinden droht und ein *Formverlust* sich anzeigt. Kreatives Beschäftigtsein ist nämlich jederzeit ein sinnvolles Beschäftigtsein in dem mit äußerster Konzentration nach eigener Formgebung gesucht wird und in der das Kind sich selbst und die Situation in der Hand hat. Zu eigener Formgebung angespornt, beginnen unsere Kinder vielleicht etwas ordentlich, laufen aber häufig Gefahr, die Spur zu verlieren. Sie verlieren sich im Beschäftigtsein, verlieren die Beherrschung der Situation und gehen über in ein sinnloses Verhalten ohne Perspektive. ‚Sie tun irgendetwas' ohne echte positive Freude zu erleben. Das muß gestoppt werden. Denn letzten Endes führt sie das zum Chaos und damit zu Unsicherheit und Rückstand in der Entwicklung.

d) *Zu einem wirklichen Zusammenspiel sind auch die Kinder auf dem F-Niveau noch nicht im Stande.* Der Erzieher darf also nicht erwarten, daß vom gemeinsamen Bauen oder vom gemeinsamen ‚Vater- und Mutter-Spiel' in dieser Hinsicht viel zu erwarten ist. Will man das Zusammensein fördern, so muß man es auf diesem Niveau stark anregen und ihm Form geben, so daß das Kind das Zusammensein als richtig empfindet.

e) *Dieses Kind bleibt meist motorisch ziemlich ungeschickt, vor allem, was die Feinmotorik betrifft.* Daher sollte man nicht zu heftig reagieren, wenn es eine Ungeschicklichkeit begeht. Es stößt nämlich schneller gegen Gegenstände, läßt schneller etwas fallen, kleckert ziemlich viel, macht vieles ‚schludrig' und dies noch in verstärktem Maße, wenn es müde oder erschöpft ist oder wenn es sich unsicher fühlt, wenn es merkt, daß man sich darüber ärgert und kein Vertrauen mehr zu ihm hat.

f) *Überzeugen Sie sich davon, ob eine Wahl, die das Kind in einer bestimmten Situation trifft, eine echte Wahl ist und ob Sie es, wenn nötig dazu zur Verantwortung ziehen können.* Unsere Kinder können natürlich eigentlich nicht richtig wählen. Auch dafür fehlt ihnen zuviel eigener Einsatz, ein ‚innerer' Plan und die Übersicht über eine Situation, durch die eine echte Wahl erst möglich wird. Einen echten *Willen*, von innen heraus, also etwas anderes, als z. B. ein mehr zwangartiges instinktives Gezogenwerden oder durch zufällige Reize geführt werden, treffen wir bei unseren Kindern kaum je an (auch dies hängt wieder mit dem mangelhaften Persönlichkeitsaufbau zusammen).

g) *Gehorsamkeit ist noch immer eine heikle Sache. Setzen Sie daher Ihre Forderungen nicht zu hoch.* Zwar lernen unsere Kinder immer besser, was sie dürfen und was nicht; sie verstehen aber die Hintergründe von Gebot und Verbot nur zu ungenügend, um das Gelernte in einer leicht veränderten Situation auch nachvollziehen zu können. Deshalb darf man ihren Reaktionen nicht blindlings voll trauen und sie niemals ganz ohne Aufsicht lassen! Je mehr wechselnde Situationen sie beherrschen lernen, desto besser (z. B. auch im Straßenverkehr).

h) *Auch jetzt ist das Kind noch nicht weit genug, um es einem Sauberkeitstraining zu unterziehen, wenn es nachts noch nicht sauber ist.* Die einzigen Hilfsmittel sind in einem solchen Fall: nicht zu viel Trinken vor dem Zubettgehen, genügend warm zudecken u. dgl. Auf diesem Niveau besteht jedoch die Möglichkeit, daß das Kind auf einmal tagsüber immer und vielleicht auch nachts trocken ist.

i) *Ordentlich am Tisch mitzuessen ist für sie immer noch sehr schwer.* Daher sollte man auch in dieser Beziehung nicht zu hohe Anforderungen stellen. Man kann jetzt vom Kind erwarten, daß es leidlich ordentlich mit Gabel und Löffel umgehen kann; daß es am Tisch sitzen bleibt, solange der Teller noch nicht leer gegessen ist; daß es mit geschlossenem Mund kaut; daß es mit der Hand vor dem Mund hustet; daß es nicht mit der Hand in sein Essen faßt usw.

j) Was das *Sprechen* anbelangt, verweisen wir auf *E*-Niveau, *E i. Erwarten Sie nicht zu viel von der Sprache des Kindes, denn das Kind ist im Begreifen von Hintergründen und Zusammenhängen zurückgeblieben.* Es kann sich nur ungenügend in Zeit und Raum orientieren, was auch in seiner Sprache zum Ausdruck kommt (z. B. bei der Schwierigkeit, die es beim Beugen von Zeitwörtern hat). Sein Wortschatz bleibt in Zusammenhang mit seiner wenig nuancierten und eingeengten Wahrnehmung und Differenzierung nur mangelhaft. Dazu lernt es häufig nur schlecht artikuliert sprechen. Wir können ihm nur helfen, indem wir uns auf einfache Weise viel und deutlich mit Wörtern an es richten und es anregen, selbst zu sprechen, sei es auch noch so mangelhaft. *Logopädische Hilfe hat erst auf dem F-Niveau einen Sinn.* (Nota bene: In der Praxis findet man häufig, daß der Logopäde seiner Behandlung bewegungstherapeutische Hilfen vorausschickt. Diese Hilfe kann wahrscheinlich auch schon früher von Nutzen sein[1].) Das Selbst-Ankleiden bereitet immer noch große Schwierigkeiten, auch wenn es schon weitgehend gelingt. Ein großes Hindernis sind vor allem Schleifen, Schnürsenkel und Knoten, besonders wenn sie auf dem Rücken oder unter dem Kinn zu schließen sind, also für das Kind nicht sichtbar sind. Diese Knoten und Schleifen kann das Kind gut an sogenannten Schleifen- und Knotengeräten üben, die man kaufen, aber auch leicht selber herstellen kann.

k) *Waschen, Zähneputzen und Haarekämmen kann das Kind noch nicht ganz allein.* Lassen Sie das Kind aber so viel wie möglich versuchen. Aber vorläufig müssen Sie noch selbst immer die letzte Hand anlegen.

---

1 In diesem Zusammenhang sei auf die psychomotorische Frühbehandlung von E. J. Kiphard verwiesen, die schon im Alter von 2 Jahren ansetzt und bei der der Mutter eine Therapiefunktion zugewiesen wird (Zeitschrift Lebenshilfe, 1, 1971). Weitere Hinweise im Literaturverzeichnis.

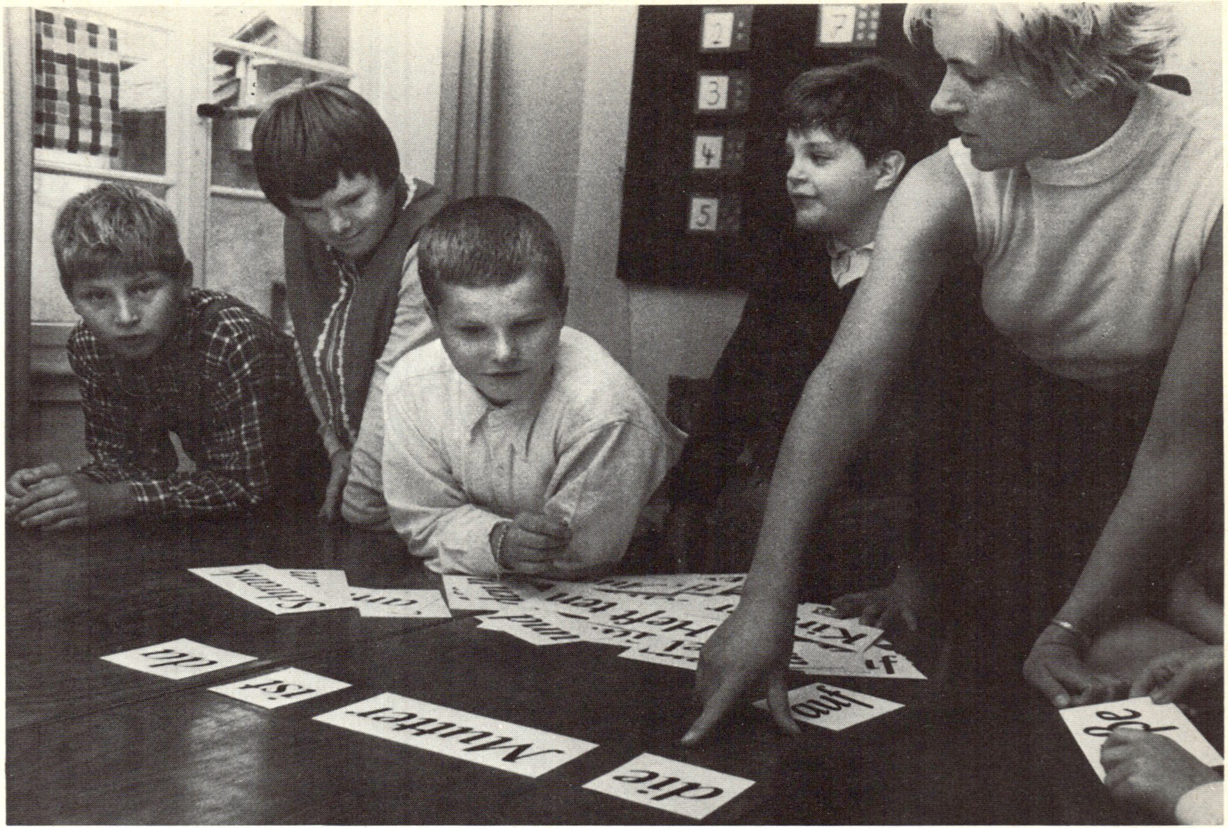

die
Mutter
ist
da
auf

3. Sehen lernen und verstehen[1]

3.1. Die Pädagogische Beobachtung

Ganz allgemein kann man Beobachtung wie folgt umschreiben: *vorsätzlich gezielt* nach jemand oder etwas schauen. Das Ziel der Beobachtung ist es, etwas besser kennenzulernen. Die Beobachtung gilt in verschiedenen Fachgebieten als wichtiges Hilfsmittel. Ihre Methodik hat stets einen eigenen Charakter, weil jede Disziplin eine eigene Fragestellung, einen eigenen Denkansatz besitzt. Es muß die Aufgabe des Pädagogen sein, durch kritische Besinnung auf pädagogische Axiome, auch eine pädagogische Beobachtungsmethodik zur Entwicklung zu bringen. Die Beobachtung des Pädagogen findet im Feld des pädagogischen Handelns, in der Erziehungssituation selbst statt. „Im Umgang und in der Beschäftigung mit dem Kind entdeckt man es. Das Bild des Kindes verfeinert und strukturiert sich. Ein Pädagoge erfährt das Kind an sich selbst, indem er selbst handelt, spielt, abtastet und die Situation analysiert, eingreift und abbremst, hervorlockt und anregt, Raum schafft und abwartet, erlaubt und verbietet." (*Kruyssen*)

Die Beobachtung ist so zugleich ein Stück Erziehung, wobei die Mittel sekundär sind. Man stellt das Kind in verschiedene pädagogische verantwortliche Situationen, um es in ihnen besser kennenzulernen. Aus dieser beurteilenden Beschäftigung muß der Pädagoge eine Antwort auf die Fragen finden, die die tägliche Erziehung des Kindes ihm stellt.

In bestimmten Fällen wird er selbst das Kind einige Zeit beobachten und begleiten wollen, meist sind seine Hilfen aber eher indirekt. Er widmet sich dann vor allem der Aufgabe, den Erzieher, der täglich

1 Ursprüngliche Überschrift: Gefesselt sehen und kennenlernen.

mit dem Kind zu tun hat, genau zu betrachten, um ihn beraten zu können. Er wird ihm auch helfen, das Kind richtig zu sehen. Problemsituationen, in denen der Erzieher sich festzulaufen droht, weil er nicht mehr sieht, wie er das Kind adäquat auffangen und weiterbringen kann, muß der Pädagoge durchdenken und zu analysieren versuchen. In der pädagogischen Beobachtung muß er selbst zu dem Kind (wenn auch nur für kurze Zeit) eine erzieherische Beziehung finden. Aus dieser Erfahrung heraus, die aus der eigenen Haltung aber auch aus anderen Kenntnisquellen vertieft und objektiviert werden muß, sollte er Hilfe und Einsicht zu schaffen versuchen und damit zugleich von der Theorie zur Praxis eine Brücke schlagen.
Als Ausgangspunkt für die pädagogische Beobachtung dienen pädagogische Grundregeln:

a) In der Erziehungswissenschaft geht es um die Erziehung von *Kindern* durch Erwachsene: durch den *Erzieher.*
b) Das Kind ist in seiner *Hilflosigkeit* auf Erziehung angewiesen. Je jünger das Kind ist, desto hilfloser ist es und desto intensiver und adäquater müssen unsere Hilfe und Führung sein.
c) Das Kind ist ein Wesen, das im andauernden Zusammenspiel in einer konstanten Wechselwirkung mit der ihm umgebenden Umwelt steht, der es schon sehr früh, angeleitet durch den Erzieher, Sinn verleiht.
d) Das sich normal entwickelnde Kind hat einen inneren Drang groß zu werden. Deshalb nimmt es die Anleitung und Führung durch den Erzieher an und kommt bald zur Identifizierung mit dem Erzieher (= versuchen zu werden wie . . .).
e) Im Erziehungsgeschehen nimmt der Erzieher einen wichtigen Platz ein, wenn er sich verantwortlich weiß und sich für das Kind öffnet: wenn er imstande ist, zum Kind eine pädagogische Beziehung zu gewinnen.

In Anbetracht der Tatsache, daß eine pädagogische *Beobachtung* immer zugleich eine *Erziehungs*situation ist, wollen wir zunächst diese Situation aufzeichnen, in der die obengenannten ‚Thesen' Gestalt gewinnen. Im Zusammenspiel zwischen Erzieher und Kind (einer Wechselwirkung, die die Erziehungssituation ausmacht,) zeigt sich das *Kind* dem Erzieher in seiner Hilflosigkeit, als Wesen, das ‚groß werden' möchte. Der *Erzieher* präsentiert sich dem Kind als ‚Person' auf die es ‚eingespielt' wird. Es ist selbstverständlich der Erwachsene, der verantwortlich für die Erziehungssituation ist. Er muß daher eine Atmosphäre schaffen, in der das Kind sich sicher und glücklich fühlen kann: zu seinem Recht kommen kann. Dabei soll das Kind erfahren, daß der Erzieher es so annimmt, wie es ist. Er kann das z. B. mit seinem Blick ausdrücken, der von innen heraus Vertrauen erweckt; nicht gleichgültig ist, sondern ermutigend und der Reaktion herausfordert. Allein er hat das Vermögen zum Kinde durchzudringen und positive Kräfte wach zu rufen. Ein solches Sich-Einstellen auf den anderen schafft wie von selbst das Lächeln, in dem das Kind die Möglichkeit hat, ganz es selbst zu sein.

Auf ein anfangs sehr flüchtiges Erkennen kann sich ein Vertrauensverhältnis aufbauen, durch das sich das Kind dann auch deutlich *erziehbar* zeigt (pädagogisch mehr ansprechbar wird). Erziehbar nennen wir ein Kind dann, wenn ein Kontakt zu ihm von innen heraus entsteht, eine eigene ‚Antwort möglich wird' (auf welch niedrigem Niveau auch immer); wenn das Kind also in einer Zukunftsperspektive lebt (‚ich will weiter') und Autorität als solche akzeptiert (sich etwas sagen läßt). Das Kind, das zu einer solchen Antwort fähig ist, so schwach sie auch sein mag, wird sich dann immer mehr öffnen. Das Kind muß sich des Vertrauens des Erziehers sicher sein, wenn es am Zwiegespräch mit ihm teilnehmen und sich erkennen lassen will. Erst dann wird auch der Erzieher, der diesem Kind helfen will, seine Möglichkeiten zu realisieren, zu ‚durchschauen' versuchen, was nicht immer leicht einfühlbar ist und zu sehen versuchen, was schwierig zu erfassen und auf die richtige Weise in der Begegnung mit dem Kind zu interpretieren ist. Das Sehen wird zu einem ‚Wissen', das aber immer mehr ist als ein Informiert-Sein, mehr als ein Konstatieren und ein Iventarisieren.

Es gibt Fälle, in denen es für den Erzieher nicht möglich ist, zum Kind ein Vertrauensverhältnis zu gewinnen; dieses Kind zeigt sich dann als nicht erziehbar, was sein weiteres Wachstum zu wirklichem Erwachsensein behindert. Wenn trotz vieler Versuche kein echter Kontakt zustande kommt, kann die Ursache beim Kind liegen, z. B. in ernsten Verhaltensstörungen, die nach traumatischen Erlebnissen vorübergehend oder bleibend sind oder durch ein echtes Unvermögen zur Kontaktaufnahme auf organischer Basis. Es kann aber auch vorkommen, daß es dem Erzieher von sich aus nicht gelingt, das Kind zu erreichen und eine Vertrauenssphäre zu schaffen. Er kann aus seiner Person heraus vielleicht nicht die richtige Annäherung an das Kind finden. Das kann durch zu geringe Offenheit gegenüber dem Kind oder durch einen Mangel an echter Anteilnahme und ‚Disponierbarkeit' oder auch durch ein zuviel von Selbsterfüllung (vorübergehend oder bleibend) bedingt sein. Dies kann dem Erzieher die innere Aufmerksamkeit für den Anderen nehmen und somit das Kind in ein Vakuum stellen, aus dem es sich von allein nicht befreien kann.

Die pädagogische Beobachtungssituation ist eine Erziehungssituation: ein Schauen nach den *Möglichkeiten* des Kindes. Auf etwas was das Kind *nicht* besitzt, kann der Erzieher nicht aufbauen: seine ‚Minuspunkte' sind nur wichtig, um seine ‚Pluspunkte' hervorzuheben. — Der Erzieher muß den Möglichkeiten auch immer offen gegenüber stehen. Die Tatsache, daß das Kind sich nur in einem sicheren Klima in seinen Möglichkeiten, seinen Bedürfnissen, seinen Verlangen usw. auskennen kann, wurde schon früher mit Nachdruck hervorgehoben. Erst aus einem solchen Klima kann der Erzieher mit dem Kind weiterkommen. Um die Möglichkeiten des Kindes zu erkennen, muß der Erzieher in einer doppelten Relation zu ihm stehen. Im Dialog mit dem Kind, das antwortet (wie auch immer) ist der Erzieher zugleich auch im Gespräch mit sich selbst, wobei er seine eigene Haltung seinen Beobachtungen entsprechend laufend korrigiert. In den Fragen und Aufgaben, die er dem Kind und sich selber stellt, sucht er eigentlich immer das ‚Eins-Sein-Mit-Dem-Anderen', er ist sich aber gleichzeitig des ‚Der-Andere-Sein' bewußt. Also: Der Erzieher kann das Kind erst dann kennen lernen, wenn aus seinem Auftrag eine Distanz zu dem Kind und sich selbst entsteht. Die zweifache Relation ist notwendig, um die Erziehungssituation (und damit auch die pädagogische Beobachtung) sinnvoll und fruchtbar gestalten zu können.

3.2. Die pädagogische Beobachtung in einer speziellen Erziehungssituation

Die pädagogische Beobachtung des geistig behinderten Kindes muß sich ebenfalls auf die oben erwähnten pädagogischen Grundregeln beziehen. Diese Grundsätze müssen aber in Hinsicht auf die besondere Erziehungssituation erweitert werden, wenn sie auch hier realisiert werden sollen.

Die pädagogischen Axiome stellen eine Reihe von Fragen, die der pädagogischen Beobachtung Richtung und Inhalt geben und häufig auf eine Dimension ‚hinter den Tatsachen' bezogen sind.

In dieser speziellen Erziehungssituation wird um so deutlicher, daß die pädagogische Beobachtung in Wirklichkeit ein *Suchen nach Möglichkeiten* ist, die als Bausteine unentbehrlich sind, wenn man bei diesem Kind ein gewisses Maß von Pädagogischem-Ansprechbar-Sein entwickeln will, das erst eine Erziehung möglich macht.

Kontakt

Die erste Frage des Erziehers muß sein: ‚Habe ich *wirklich* Kontakt zum Kind? Wenn nicht, was muß ich tun, um ihn wirklich erreichen zu können?' Für den Erzieher heißt dies: sich intensiv in einer Atmosphäre bewegen, in der eine Bezogenheit auf das ‚Eins-Sein-Mit-Dem-Anderen' herrscht. Aber wie?

In Distanz von sich selbst aber muß er sich fragen: Wie kann ich mit diesem Kind weiterkommen? Diese Frage zwingt ihn, die Möglichkeiten aufzufinden, die in dem Kind vorhanden oder zu wecken sind. Erst dann entdeckt er, aus welcher Sinngebung heraus das Kind sich der Umwelt zuwendet und auf welchem Erlebnisniveau es angesprochen werden muß: also die Voraussetzung, um mit dem Kind einen Schritt weiterzukommen.

In dieser speziellen Erziehungssituation wird man durch die Persönlichkeitsstruktur des geistig behinderten Kindes mit einer anderen Art des Mensch-Seins als in der normalen Erziehungswelt konfrontiert.

Der Erzieher muß sich hier dem Kinde auch anders gegenüberstellen.

Diese Situation erfordert eine viel intensivere Beziehung zum Kind, in der er ganz aufgehen muß. Wir halten dies besonders für das *A*-Kind für notwendig, es gilt aber ebensosehr für das *B*- bis *F*-Kind! In der Ausarbeitung der Richtlinien für die zielgerichtete Beschäftigung wird deutlich, daß die pädagogische Fähigkeit des Erziehers groß sein muß: seine Geduld und Ausdauer, einen echten Kontakt zum Kind herzustellen, werden hier mehr als im normalen Fall auf die Probe gestellt. Der Erwachsene muß häufig jeden einzelnen Stein selbst herbeiholen, damit gebaut werden kann. Man muß großzügig ‚geben' und kann glücklich sein, wenn man die denkbar einfachste Antwort erhält. Von diesem Kind können wir z. B. kein spontanes offenes Lächeln in der Begegnung erwarten; gerade das geistig behinderte Kind kennt häufig eine Ausdrucksstarrheit, die nur schwer durchbrochen werden kann. Aber wir erkennen dann an einem Blick, der uns berührt, an seiner bereitwilligen Beschäftigung, an seiner Anpassung, daß es uns zwar schwach, aber doch deutlich innerlich entgegenkommt.

Hilflosigkeit

Das Bild des Kindes wird für den Erzieher durch seine Hilflosigkeit bestimmt. Oberflächlich schreiben wir das seinem ‚Mangel' an vielem oder seinem ‚Nichtkönnen' zu. Aber die Tatsache, daß es ständig mit seinem ganzen Wesen einen Apell an uns richtet, hat einen tieferen Hintergrund. Der Kontakt zu seiner Umwelt ist entweder sehr schwach oder noch kaum geweckt. ‚Unsere' Welt ist für dieses Kind eine unsichere Welt, die es nur in geringem Maße erleben und kennenlernen kann. Eine Vertiefung bleibt aus. Ein gefesseltes, konzentriertes, sinnvolles Beschäftigtsein aus einer sicheren Welt heraus ist nicht möglich, das Kind wagt nichts, dadurch entsteht eine noch größere Hilflosigkeit. Die Antwort des Erziehers hierauf muß dann auch primär eine sehr intensive Kontaktaufnahme mit dem Kind sein, aus der er versucht, dem Kind Sicherheit zu geben und ihm eine Perspektive für einen gemeinsamen Weg anzubieten. Der Erzieher muß sich bei jedem Kind aufs neue die Frage stellen: ‚Wie und worin drückt das Kind seine Hilflosigkeit aus und was muß ganz konkret meine Reaktion darauf sein?'

Das Kind und die Umweltsituation

Dieses Kind fühlt sich in unserer Menschenwelt nicht zu Hause, es kann sie nicht verstehen. Umgeben von Dingen, die für es sehr wenig oder keine Bedeutung haben, bleibt es auf sich selbst angewiesen. In dieser fremden Welt wagt es keine Erkundungsversuche, weil es die jedesmal wechselnden Situationen, in die es gestellt wird, nicht übersehen und durchschauen kann. Die Zusammenhänge, durch die das eine wieder auf das andere verweist kann es nicht erkennen und verstehen und kann somit auch nicht durch den Zusammenhang der Dinge gefesselt und angeregt werden. Deshalb kommt es von sich aus nicht zu einer sinnvollen Aktivität, einem vertieften Beschäftigtsein.
Der Erzieher muß sich bei der ersten Begegnung fragen: ‚Auf welche Weise kann ich dieses Kind zu einem Zusammenspiel bringen? Wie kann es auch etwas von dem bemerken, was außerhalb seiner selbst besteht und Bedeutung hat? Wie kann ich der Welt ein Gesicht geben, das es fesselt? Wie kann ich seine Welt sicher machen, sie ordnen und strukturieren?‘ Aber auch: ‚Wie kann ich das Kind dazu bringen, Freude am Kontakt mit Menschen und Dingen zu haben; wie kann ich eine menschliche Freude in ihm wecken, die dann wenn sie einmal geweckt ist, durch ihre einfache Direktheit Rührung in uns erwecken kann?‘

Groß werden wollen

In der pädagogischen Beobachtung muß man auch den folgenden Fragen Aufmerksamkeit schenken: ‚Besteht in dem Kind ein Bedürfnis, groß zu werden? Woran kann man dies merken? Woran nicht?‘ Am geringen Kontakt zu dem Anderen, an seiner Ohnmacht, die Welt um es herum zu verstehen, an seiner nur zögernden inneren Zustimmung, in der Begegnung mit dem, was von außen auf es zukommt, erlebt dieses Kind nur sehr schwach den Drang groß zu werden.
Doch die Tendenz dazu findet man häufiger, als man oberflächlich vermutet. Diese Tendenz kann aber nur in der intensiven Beschäftigung mit dem Kind deutlich werden, wenn das auch oft nur sehr schwer spürbar ist. Denn etwas von diesem ‚Groß-Werden-Wollen‘

erlebt der Erzieher, wenn er sieht, wie glücklich das Kind über eine vollbrachte Leistung sein kann. Er erlebt das auch in der Dankbarkeit des Kindes, wenn er ihm dabei hilft, eine Leistung zu erbringen.
Aus diesem Vertrauensverhältnis, das ein so großes Stück Sicherheit für das Kind bedeutet, läßt das Kind sich schon Dinge ‚sagen', auch wenn eine echte Gehorsamkeit (Gehorsamkeit von innen heraus) ein wachsendes Ich-Du und eine echte geistige Differenzierung verlangt, die für das Kind nur schwer zu erreichen sind. Seine Gehorsamkeit bleibt abhängig von der Unterstützung, die der Erzieher ihm bieten kann. In der pädagogischen Beobachtung stellen sich dabei viele konkrete Fragen: ‚Welche Möglichkeiten kann ich diesem Kinde bieten, um den Wunsch ‚Groß-zu-Werden' in ihm so weit wie möglich zu verstärken und zu entwickeln? (durch kleine Leistungen gewinnt es an Selbstvertrauen). ‚Welche Mittel kann man dazu anwenden und wie müssen sie dargeboten werden?' ‚Womit kann ich es fesseln und aktivieren?' usw. usw.

Die Person des Erziehers

Der Erzieher ist für die innere Menschwerdung des Kindes und für die Realisierung seiner Möglichkeiten entscheidend wichtig, dies gilt in ganz besonderem Maße für das geistig behinderte Kind. Dabei spielt eine Rolle, wer er ist und wie er sich dem Kind gegenüber verhält.
Die eigene kleine Kraft des Kindes ist für alles unzureichend: für das Fühlen und Denken, für das Wollen und Können usw. Deshalb muß der Erzieher in der täglichen Lebenssituation und in der pädagogischen Beobachtung als *Person* dasein (dies ist übrigens ein allgemeines pädagogisches Dogma).
Wenn er in die Welt des Kindes eintritt, ist er verantwortlich für die Situation, die er selbst schafft: für das Geschehen, das er selbst in Gang setzt. Er handelt und beobachtet, um dem Kind besser helfen zu können. Dabei liegen Möglichkeiten und Verantwortung eng beieinander.
Er geht als Erwachsener eine Beziehung mit dem Kind ein, d. h. mit jemandem, der sich ihm gegenüber nicht als gleichwertig stellen kann, sondern immer, wenn es darauf ankommt, von ihm abhängig bleibt.

Nicht jeder Kontakt eines Erwachsenen mit einem Kind ist aber eine *pädagogische* Beziehung.
In der erzieherischen Tätigkeit und der Beobachtung geht der Erzieher von einer pädagogischen Beziehung aus, d. h. er tastet behutsam die Grenzen der Ansprechbarkeit des Kindes ab, von Möglichkeiten, die im Kennen und Können zum Ausdruck kommen: er muß vertrauenerweckend sein, anregend, ermutigend. Dies bedeutet, daß der Erzieher in der Beobachtungssituation auch Erzieher bleibt und darum als *Person* da sein muß. In einer pädagogischen Beziehung muß der Erwachsene von sich aus dem Kind:

1. Sicherheit bieten,
2. lenkend da sein,
3. selbst mitverantwortlich sein für die Wahl des Kindes usw.

Diese lenkende Anwesenheit des Erziehers wird besonders deutlich in der Erziehungssituation des geistig behinderten Kindes: er richtet das Kind auf die Zukunft aus (der Erzieher ist nämlich für das Kind das Symbol für die Welt und für die Zukunft). Täglich muß er das Kind zielgerichtet auf ein Stückchen Welt in der Nähe lenken, auf einen Weg, der weiterführt: der Erziehungsplan gibt die große Linie an. Das Kind ist in seinem ‚Lernen' stark abhängig von der Richtung, die der Erzieher einschlägt. Sein Lernangebot sein Engagement, seine Auswahl von Spielmaterial usw. sind in starkem Maße für den Lernerfolg mitbestimmend, um so mehr dort, wo die Ausgangsbasis schwach und mangelhaft ist. Aber auch den Kontakt mit anderen Kindern muß der Erzieher auf verschiedene Weise herzustellen versuchen.
Diese Mitverantwortung für die Wahlmöglichkeiten des Kindes verlangt Hingabe und Selbstbeherrschung vom Erzieher. Auch in der Erziehung des geistig behinderten Kindes (das sich als abhängig erweist) strebt der Erzieher für das Kind das Maß an Selbständigkeit an, das das Kind erreichen kann, sei es auch mit Anspannung. Wenn irgend möglich, läßt er das Kind selber etwas tun, etwas entscheiden oder anpacken. Aber das enthält häufig ein Risiko. Dieses Risiko muß der Erzieher auch dann mittragen, wenn eine bescheidene Initiative des Kindes mißlingt. Der Erzieher ist somit nicht nur für die Wahl,

sondern auch für die Ausführung der Handlung verantwortlich. Das Kind darf nach einem mutigen Versuch, der nicht gelingt, nicht entmutigt werden, sondern muß die Bereitschaft erfahren, später wieder etwas zu versuchen. Seinen Wagemut entnimmt es dem Vertrauen, das der Erzieher ihm entgegenbringt und dem Wissen, daß dieser es mitträgt, wenn etwas mißlingt.
In der pädagogischen Beobachtung erfährt der Erzieher im Erfassen der Eigenheit des Kindes sich selbst. Das Kind kann nicht mehr sehen, als er selbst sieht. Er kann nur das weiter vermitteln, was er selbst erleben und fühlen kann. Somit lernt er in dem Beschäftigtsein mit dem Kind ständig sich selbst besser kennen. Das ‚Sich-Selbst-Kennen-Lernen' bedeutet hier, daß er in das Durchdenken der pädagogischen Situation auch sich selbst miteinbezieht und sich z. B. fragt:
‚Warum gelingt diese Aufgabe nicht? — Versteht das Kind mich wohl? Ist mein Auftrag vielleicht zu schwierig oder zu leicht? (Ein Kind wird nämlich nur von einem Auftrag gefesselt, den es eben gerade mit Mühe ausführen kann). Ist mein Ausdruck in Sprache und Geste wohl deutlich genug?
Wie habe ich meine Frage formuliert? Ist meine Wortwahl auf das Niveau des Kindes abgestimmt?
Ist meine ganze Haltung dem Kinde angepaßt? Wie eigenartig, daß ich mich in meiner Haltung gegenüber diesem beispielsweise zehnjährigen Kind so ausdrücke, als ob ich ein Kleinkind vor mir hätte. Wie kommt das? Was will dieses Kind und was versucht es zu sagen und zu tun; was versucht es mir zu erzählen? Verstehe ich es auch ganz? Gebe ich diesem Kind wohl die richtige Unterstützung? Muß ich ihm vielleicht eine etwas straffere Führung geben?' usw.
Die pädagogische Beziehung verlangt also die ganze Person des Erziehers.

3.3. Beobachten lernen

In Anschluß an diese Ausführungen erhebt sich nun die Frage: wie lernt man beobachten, gefesselt sein und verstehen? Ist dieses handelnde Kennenlernen wohl auch anderen zu vermitteln?

— Wagt das Kind etwas zu unternehmen?
— Zeigt es, daß die Dinge einen Sinn für es besitzen?
— Macht es einen vergnügten, glücklichen Eindruck?
— Ist sein Wunsch groß zu werden real oder nur unsicher?

Eine dem Erzieher nicht befriedigende Antwort auf diese Fragen muß stets mit einem bewußten „... *was kann ich daran ändern*" beantwortet werden.

Die Antworten auf diese Fragen erfordern eine sehr konkrete Ausrichtung, die wir näher erläutern wollen. Unsere Aufmerksamkeit galt bislang vor allem den Grundfragen, dem Hintergrund des Erlebens. Es ist jetzt äußerst wichtig, daß wir uns dem konkreten, handelnden Beschäftigtsein des Kindes vor diesem Hintergrund zuwenden.

In Kapitel 2 wurde dieser Gedanke bei der Beschreibung der verschiedenen Erlebnisniveaus und in den daran anschließenden Richtlinien für das zielgerichtete praktische Beschäftigtsein weiter ausgeführt. Von diesen Niveaus her kann man die Entwicklungsmöglichkeiten des Kindes sehen und was eventuell der Realisierung dieser Möglichkeiten im Weg steht. Dabei entstehen Fragen wie die folgenden:

Mit welchem Material ist das Kind beschäftigt?
Was kann es damit tun?
Welche Möglichkeiten bietet dies Material?
Welche Aufträge beinhaltet es?
Wie biete ich es an?
Wie kann ich denselben Auftrag schwieriger oder leichter gestalten?
Welche Schwierigkeiten liegen hier für das Kind?
Wie kann ich diesen Auftrag an seine Möglichkeiten anpassen?
Zeigt das Kind sich praktisch geschickt?
Wie ist seine Feinmotorik?
Welche Leistungen zeigt es im Umgang mit verschiedenem Material?
Was muß ich extra üben?
Wie kann ich seinen Lebensraum strukturieren, wenn nötig verkleinern oder vergrößern?

Bei einer Besprechung des Beschäftigtseins des Kindes entstehen diese und viele andere Fragen. Dabei ist bestimmt nicht gemeint, daß man das Kind ausschließlich von diesen letzten Fragen her beobachten soll, denn dann ist die Gefahr nicht auszuschließen, daß man nach einem einzelnen Detail schaut und das Ganze dabei aus den Augen verliert. Verschiedene Teilstücke ergeben zusammen keinen Gesamteindruck von dem Kind! Das Bemühen sollte dahin gehen, die Gesamtheit der Situation sehen, (unter Anleitung) entdecken und in Worte fassen zu lernen, was heißt:

— sinnvoll Beschäftigtsein.
— Kontakt aufnehmen.
— sich sicher fühlen.

Man versucht so, über das kindliche Verhalten nachzudenken und sich zugleich Rechenschaft darüber zu geben ob das, was man sagt und niedergeschrieben hat, wohl das ausdrückt, was man vermitteln wollte. So kann man nichtssagende Sätze wie: ‚Er ist so schön beschäftigt' oder ‚Er ist heute so langweilig' ohne nähere Ausarbeitung, auf ein Minimum beschränken. Denn ‚schön' kann man auffassen als: schön positiv, schön sinnvoll oder als: für uns zum Lachen, er ist so drollig, clownartig, was pädagogisch gesehen, häufig zweifelhaft ‚schön' ist. Was heißt langweilig? Was tat er dann? Warum war er langweilig? Bekam er vielleicht ungenügende oder falsche Anleitung? Oder wollte er vielleicht gerne gerade etwas tun, was der Beobachter nicht im Sinn hatte? . . . Und dauerte das den ganzen Tag oder schien es nur so lang? . . .
An dieser Konfrontation mit sich selbst ‚wächst' der Erzieher. Er wird auf andere Weise sehen und verstehen lernen. Er entwickelt eine pädagogische Haltung, in der beabsichtigte und ähnliche Fragen, die man sich erst selbst zu eigen machte, jetzt von selbst aus einem vertieften, erlebenden Erkennen entstehen.
Wie man aus diesen Teilfragen (die vornehmlich sichtbare Tatsachen behandeln) ganz anders wahrnehmen kann, als bei Fragen aus dem Hintergrund heraus, wollen wir anhand zweier Beobachtungen verdeutlichen, die zu gleicher Zeit über dasselbe Kind von zwei verschiedenen Beobachtern geschrieben worden sind.

Thomas, 3 Jahre „Als ich in das Zimmer komme, läuft er darin hin und her. Er steht kräftig auf seinen Beinen, sieht eine Dose, nimmt sie, und stellt sie irgendwo wieder hin, um danach ein Kästchen zu nehmen, das er zum Stuhl trägt, um dort seinen Bären zu nehmen. Dann und wann schaut er uns einmal an, geht dann aber wieder seinen eigenen Weg, d. h. er läuft hin und her. Es ist ein bequemes Kind, das wenig Aufmerksamkeit braucht und in seiner eigenen Spielwelt aufgeht. Thomas ist ein niedlicher Junge. Er hat ein liebes, gutes Gesicht — und ist ordentlich gekleidet."

Dieser Bericht über Thomas ruft ein bestimmtes Bild bei uns hervor. In der folgenden Wiedergabe sehen wir das Kind aber ganz anders:

Als ich komme, läuft Thomas, der äußerlich ein niedliches Kleinkind zu sein scheint, im Zimmer hin und her. Er steht kräftig auf seinen Beinen. Was aber auffällt, ist, daß sein Laufen so wenig zielgerichtet ist. Er läuft eigentlich nirgendwo richtig hin und genießt auch nicht die Bewegung an sich. Je länger wir ihn hin und her laufen sehen, desto mehr bekommt dieses Laufen etwas Zwanghaftes, wenig Positives. Dann und wann ergreift er etwas, das ihm begegnet. Es sagt ihm nichts, er sieht auch nicht einmal hin, was er hat, hält nur fest. Er vergißt, daß er etwas in der Hand hat. Nur wenn er zufällig etwas Neuem begegnet, läßt er es los, um jetzt dies zu greifen. Auch in seinem Blick, mit dem er uns manchmal gerade wahrnimmt, zeigt er kein Wiedererkennen, er ist nicht gefesselt und nicht gerichtet. Als ‚Menschen' scheinen wir nicht für ihn zu existieren, er zieht auch keine Aufmerksamkeit auf sich, fragt nicht, geht allein und selbstverloren seinen Weg.

Die erste Beobachtung läßt eine Verknüpfung von Möglichkeiten (Teilfragen) erkennen.
Die zweite Beobachtung gibt ein anderes Bild von Thomas. Das liegt nicht an der Tatsache, daß der zweite Beobachter mehr geschrieben hat. Er hat versucht, von den pädagogischen Grundfragen auszugehen: Wie ist die Wechselwirkung von Kind und Umgebung? Ist dieses Kind sinnvoll, zielgerichtet beschäftigt? Scheint es von etwas gefesselt? . . . und hat als Folge davon Thomas besser sehen und verstehen gelernt?
‚Sehen und Verstehen' muß gelernt werden. Die Gefahr ist nämlich nicht auszuschließen, daß man ohne Absicht Eindrücke hineininterpretiert. Man muß daher unter fachkundiger Anleitung die eigene Interpretation kritisch sehen lernen; was besonders dann nötig ist, wenn man selbst gefesselt zusieht und miterlebt. Man frage sich daher immer, ob die beobachtete Realität mit dem übereinstimmt, was man zu sehen meint und dabei ist zu formulieren. Das ist keine einfache Sache!
Dies gilt ebenso für die Verbalisierung des Beobachteten: in Worten ausdrücken und aufschreiben, wie man dieses Kind gesehen und er-

lebt hat. Einen guten Bericht zu schreiben, hängt außerdem auch von der inneren Einstellung ab. Wenn man die kindliche Situation noch ungenügend sieht, kann man sie auch nicht umfassend aufschreiben. Mit anderen Worten: in dem Maße, in dem man lernt gefesselt zu sehen und zu erkennen, kann man auch einen besseren Bericht schreiben. Aber aller Anfang ist schwer.

Wir schlagen vor, einen Bericht im Perfekt abzufassen und sich selbst als ‚ich' darzustellen; dadurch kann man mehr direkt und spontan beschreiben was man sieht. Man sollte auch eher in Sätzen schreiben. Also nicht im Telegrammstil, um die Situation so eng wie möglich annähern zu können.

Am Anfang ist es einfacher, eine Situation zu beschreiben, in der das Kind wirklich etwas tut, also mehr oder weniger sinnvoll beschäftigt ist. Nach einiger Zeit kann man auch versuchen, Verhalten ohne eigentlichen Sinn wiederzugeben. In der Beschreibung muß dann deutlich werden, warum man einmal das Beschäftigtsein als ‚sinnvoll' und zum anderen als ‚sinnlos' bezeichnet. In einem anderen Fall kann man dann ein Kind beschreiben, das sich unsicher fühlt, usw.

Nichtssagende Wörter, wie z. B. schön, niedlich, langweilig, unartig, sollte man soweit wie möglich vermeiden, es sei denn, daß diese Begriffe noch weiter erklärt werden. Genaue und deutliche Formulierungen machen einen Bericht auch für andere so verständlich, daß Mißverständnisse fast ausgeschlossen werden können. Durch den Gebrauch einer einfachen Sprache und nur weniger schwieriger Wörter und Fremdwörter, wird der Bericht leichter verständlich.

Haben Sie den Mut, etwas zu Papier zu bringen und akzeptieren Sie Kritik, die anfangs nicht ausbleiben kann. Sehen Sie diese Kritik als positive Hilfe an, sie besser für Ihre Aufgabe zu rüsten und diese mit mehr Genugtuung erfüllen zu können.

Die folgenden Beobachtungsberichte wurden von verschiedenen Beobachtern in Kindertagesstätten gemacht. Was danach in einer Besprechung diskutiert wurde, wird (verkürzt) mitberichtet.

Hans, 4; 3 Jahre

Situation: Im Spielzimmer. Ein weiterer Beobachter beschäftigt sich mit den anderen Kindern der Gruppe.

Hans kann noch nicht laufen, aber seit kurzer Zeit macht es ihm Spaß, einige Schritte selbst zu versuchen. Heute morgen hat er im Spielzimmer mit den Fußpedalen des Klaviers gespielt. Er fand es schön, daß er sie bewegen konnte. ‚Hans' rief ich, auf ihn zulaufend ‚komm, wir wollen laufen'. Ich stellte ihn vor mich hin und ließ ihn dann langsam losgehen, und ging dabei selber ein paar Schritte mit zurück, die Arme weit ausgebreitet und rief ihm dabei zu: ‚Komm Hans!' Er wagte es, Schritte zu machen und ließ sich entzückt in meine Arme fallen. Ich hob ihn hoch, was er herrlich fand; danach wurde das Spielchen wiederholt. Hans genoß es ganz offensichtlich.
Wir gingen zu einem anderen Spiel über. Ich setzte Hans dicht neben mich auf den Boden, kniete selbst hin und stützte die Hände auf den Boden. Dann begann ich zu kriechen und forderte ihn auf, mir nachzukommen. Er kam gleich auf mich zugekrochen. So krabbelten wir zusammen von einer Seite des Zimmers auf die andere. Hans hatte echte Freude daran. Dies zeigte sich vor allem dann, wenn ich versuchte, hinter ihm zu bleiben; denn dann schaute er sich ganz schnell um, um zu sehen, ob ich wohl noch mitspielte. Um etwas Variation in das Spiel zu bringen und es zugleich etwas schwieriger für ihn zu machen, lief ich ganz schnell auf die andere Seite des Zimmers, so daß ich ihm gegenüber saß; von da lockte ich ihn durch ‚Komm, Hans'-Rufe in meine Richtung. Fröhlich kam er wieder auf mich zugekrabbelt. Er fand auch dieses Spiel sehr drollig. Nach einigen Malen versteckte ich mich hinter dem Schrank. Hans schaute verdrießlich im Zimmer herum und suchte mich mit den Augen. Er war enttäuscht, weil wir nicht mehr mit dem Spiel weitermachten. Ich klatschte in meine Hände, worauf er in die Richtung sah, von der das Geräusch kam. Sein Gesicht strahlte, als ich rief: ‚Komm, Hans' und er kroch wieder ganz schnell auf mich zu. Auch dieses Spiel fesselte ihn.
Noch einige Male versteckte ich mich und jedesmal kam er auf mich zu, wenn er das Geräusch hörte. Dann wandte er sich kurz etwas anderem zu. Die (andere) Erzieherin war nämlich mit einem Ball beschäftigt, den sie vor den Kindern hin und her bewegte. Hans findet einen Ball ganz fabelhaft. Er wollte darauf zugehen und ihn ergreifen. Als ich mit meinen Händen auf den Boden trommelte und ihn wieder zu mir herlocken wollte, war er doch wieder gefesselt. Fröhlich kam er wieder zu mir zurück.
Zum Schluß spielten wir dann noch kurz mit dem Ball. Ich setzte Hans auf den Boden und setzte mich (nicht zu weit von ihm entfernt) ihm gegenüber und warf ihm den Ball hin. Von selbst setzte er sich etwas weiter nach hinten und warf den Ball wieder ziemlich gut in meine Richtung. Danach rollte ich den Ball auf ihn zu und nach einigen Malen rollte er den Ball zurück. Ich war ungefähr eine Viertelstunde mit Hans beschäftigt und die ganze Zeit hat er aktiv mitgemacht . . .'

Besprechung: Aus dieser Beobachtung schließen wir, daß Hans *sinnvoll* beschäftigt sein kann. Wenn nämlich die Erzieherin kommt, will

er ‚spielen‘. Sie hätte dies noch etwas mehr ausarbeiten können, um uns von dem Gerichtetsein seiner Beschäftigung zu überzeugen. Sie bringt ihn zum Laufen und wir sehen, wie er vertrauensvoll die ersten Schritte macht. Der *Kontakt* scheint gut zu sein. Hans fühlt sich *sicher.* Es gibt ein gutes *Zusammenspiel.* Hans zeigt sich *aktiv*, geht deutlich auf die Spiele ein, scheint dadurch *gefesselt* und hält eine gewisse Zeit durch. Daß diese Beobachtung pädagogisch sinnvoll ist, geht auch aus der Tatsache hervor, daß die Erzieherin ständig nach *Variationsmöglichkeiten* sucht und Hans dauernd in andere, schwierigere Situationen zu bringen versucht. Hans scheint ein Junge zu sein, den man auf dem C-Niveau ansprechen muß, wenn das auch nur äußerst schwierig aus dem Beobachtungsbericht mit Sicherheit herauszulesen ist.
Dieser Bericht wurde in der Vergangenheit niedergeschrieben, wahrscheinlich zeitlich nach dem Ablauf der gemeinsamen Beschäftigung. Die Beobachterin weiß aber die Situation noch sehr lebendig aus der Erinnerung zu schildern.
Eine saubere Wiedergabe dessen, was man getan hat, wie das Kind darauf reagierte usw. ist nicht einfach. Wenn man in der Vergangenheit schreibt, neigt man schnell dazu, die Tatsachen unbemerkt auszumalen und ein lustig zu lesendes Stück auf Kosten dessen zu produzieren, was wirklich stattgefunden hat. Daher kann es empfehlenswert sein, den Bericht lieber hinterher in der Gegenwart zu schreiben. Man lebt sich dabei unwillkürlich besser in die Situation ein. Es ist schwer, das Beschäftigt-Sein wieder lebendig zu reproduzieren, und gleichzeitig genau zu kontrollieren, ob das, was man schreibt auch mit der Realität übereinstimmt.

Diskussionspunkte, die in Anschluß u. a. auch noch besprochen werden könnten:
Aufgrund von was nennt die Beobachterin Hans' Beschäftigung am Anfang ‚spielen‘? (Man bespricht nochmals zusammen, was man ‚Spiel‘ nennen kann.).
Kann sie weiterhin sinnvoll mit Hans auf seinem C-Niveau beschäftigt sein?
Muß man vorläufige Richtlinien geben, welches Material wie gebraucht werden kann (s. C. c.) usw.?

Theo, 3; 8 Jahre

Situation: Gruppenaufenthalt. Die Kinder werden individuell beschäftigt. Astrid und Anneliese sind zusammen mit dem Xylophon beschäftigt. Dieter und Karl sind bei den Fahrrädern. Klaus spielt mit einem Erzieher zusammen Ball. Theo steht herum, er ist erst einen Tag in der Tagesstätte.

Ich komme in den Raum. Theo sieht mich und kommt auf mich zu. Ich gebe ihm die Hand und möchte mit ihm etwas umhergehen. Theo geht nicht weich mit. Ich fühle etwas Widerstand bei ihm. Ich lasse seine Hand los, er läuft einige Schritte und setzt sich auf das Sofa. Ich setze mich neben ihn. Theo kriecht auf meinen Schoß, ich helfe ihm dabei.

Ich spiele das Spielchen: ‚Es kommt ein Mäuschen gekrochen'. Theo reagiert nicht, seine Augen schauen zwar in mein Gesicht, aber ohne Ausdruck. Sein Mund bleibt starr. Ich halte jetzt abwartend still und bin bereit, mit Theo zu gehen. Theo schmiegt sich an mich, dreht sich etwas hin und her, und sitzt dann da wie ein Baby. Er scheint das schön zu finden. Ich versuche nun, ihn im Spiel zu wiegen. Theo versteift sich und ich fühle seinen Widerstand.

Ich bleibe nun wieder still sitzen. Unterdessen fällt mir auf, daß er mit einem nichtssagenden Blick umherschaut; er hat kleine Ohren, sein Mund scheint seltsam weich, seine Hände sind auffallend klein, aber nicht mehr babyhaft. Ich lege meinen Finger in seine Hand und er umgreift ihn sogleich. Ich plaudere ein bißchen und berühre mit seiner Faust seine Backe. Dies scheint auf fruchtbaren Boden zu fallen: wenn ich aufhöre, macht er (ganz kurz) allein weiter.

Dann sagt Astrid: ‚Fräulein, ich mach jetzt Musik für Sie.' Ich gehe auf diese Aufforderung direkt ein und sage: ‚Theo, hör,' während ich ihn aufrecht hinsetze. ‚Astrid spielt für uns, horch.'

Es wird nicht deutlich, ob Theo zuhört oder nicht. Er sitzt jetzt von selbst aufrecht, ohne Hilfe. Ich sage zu Astrid, daß ich die Musik schön finde. Theo rückt von meinem Schoß weg und nimmt meine Hand. Ich laufe einfach mit ihm mit. In unserem Weg liegt ein Ball. Theo stößt zwangsläufig dagegen. Er merkt das anscheinend und sieht dem Ball deutlich nach. Sein Blick bleibt aber noch immer ausdruckslos.

Ich lasse seine Hand los, hole den weggerollten Ball und rolle ihn aus einer Entfernung von ca. 75 cm auf ihn zu. Der Ball stößt gegen seine Füße und bleibt liegen. Theo hebt den Ball auf und läßt ihn fallen (wirft ihn aber nicht). Der Ball rollt weg. Er richtet seinen Blick auf mich, streckt seine Hand aus. Ich rolle eine Karre voller Bälle direkt neben ihn und stelle mich auch wieder ganz nahe zu ihm. Theo ergreift mit beiden Händen einen Ball. Das wirkt hölzern; er läßt den Ball auf ganz einfache Weise fallen, indem er einfach seine Hände weiter voneinander entfernt. Bei jedem Ball, der heruntergefallen ist, sieht er mich an. Ich kommentiere seine Handlung mit behutsamer Begeisterung. So nimmt Theo alle Bälle (sieben Stück). Die Bälle rollen weg. Theo sieht ihnen nicht nach; er wird anscheinend durch die Handlung selbst gefesselt. Nachdem der letzte Ball gefallen ist, läuft er von mir weg und setzt sich auf einen Stuhl. Von der ersten Kontaktaufnahme bis jetzt sind zwanzig Minuten vergangen und ich finde, das ist genug für heute . . .

Besprechung: Theo ist eben erst in die Tagesstätte gekommen und fühlt sich deutlich noch nicht sicher. Er wehrt die erste Annäherung der Erzieherin ab, sucht aber doch von selbst ihre Nähe. Die Erzieherin tut gut daran, ruhig abzuwarten, bis Theo ihr sein Vertrauen schenkt. Vorläufig ist er noch nicht so weit. Er lebt in dieser Situation wohl vornehmlich auf dem *A*-Niveau.
Doch wird Theo schon bald von selbst etwas aktiver; aus dem Zusammensein mit dem Erwachsenen heraus, wagt er sich in den Raum. Die Umgebung bedeutet aber noch wenig für ihn. Er läuft verloren umher, in seine eigene kleine Welt eingeschlossen. Die Erzieherin versucht, ihn aus dieser Isolierung herauszuholen, indem sie ihn für etwas, was sich bewegt (die Bälle) zu fesseln versucht. Er geht darin auf: er nimmt sie Stück für Stück und läßt sie fallen. Die Handlung an sich scheint ihn zu fesseln. Dies hält aber nicht lange vor. Kurz darauf scheint Theo sich wieder zurückzuziehen.
Aus diesem Bericht können wir noch nicht hinreichend ersehen, auf welchem Niveau Theo angesprochen werden muß, weil das Kind aus Mangel an Sicherheit uns noch ungenügend Einblick in seine Möglichkeiten erlaubt. Um Theo adäquat helfen zu können, müssen wir ihn mit uns und mit der Situation vertraut machen, indem wir ihn auf dem *A*- oder *B*-Niveau ansprechen.
Erst, wenn er innerlich zu uns ‚ja' sagt, können wir uns ein Bild formen, wie wir nun weiterkommen können mit ihm.

Diskussionspunkte: Es stellt sich deutlich heraus, daß hier als wichtigstes zunächst eine Vertrauensbasis geschaffen werden muß. In Anbetracht der Tatsache, daß Theo sich für die Erzieherin öffnen will (sei es auch nur zögernd) und obwohl er sich erst so kurze Zeit in dieser fremden Umgebung befindet, scheint das Erwecken eines Kontaktes möglich zu sein.
Es kann besprochen werden, wie das *A/B*-Niveau ausgebaut werden kann.

Heinz, 4;11 Jahre
Situation: Eine Beobachterin sieht Heinz im Spiel mit einer anderen Erzieherin (Luise).

Heinz, der schon seit zehn Monaten in der Tagesstätte ist, sitzt auf einem Stuhl am Tisch. Er bekommt den Zylinderblock von Montessori (dick-dünn, lang-kurz) vorgelegt.
L. sagt: ‚Heinz, hol alles heraus', was er nicht tut. Er holt eins raus, und steckt es gleich wieder zurück. L. stimuliert ihn und holt schließlich zusammen mit Heinz die Zylinder heraus. Heinz sieht sie sich an. L. gibt ihm einen kurzen dicken Zylinder und macht ihm deutlich, daß er den hinein tun muß. Heinz tastet alle Löcher ab, aber es gelingt nicht. L. hilft ihm und als das Stück an seinem Platz ist, lacht er. L. gibt die Stücke jetzt immer der Reihenfolge nach und nun gelingt es Heinz. L. hat noch zwei Stücke übrig und gibt davon Heinz das letzte (überspringt also eins). Nun weiß Heinz nicht weiter und fängt an, die vorangegangenen Zylinder wieder herauszuholen, während er kräftig vor sich hin brabbelt. Auf meine Bitte hin, läßt L. Heinz seinen Willen. Er holt alles heraus, stellt den Zylinder auf und versucht, einen anderen darauf zu setzen, was ihm nicht gelingt. Er fällt herunter. Das macht Heinz großen Spaß. Dann legt er den Block so auf die Seite, daß die Löcher zu ihm schauen und setzt die Zylinder auf die Seite. Dabei fällt ein Zylinder auf den Boden. Er sieht das zwar, hebt ihn aber nicht auf. Erst als L. ihm sagt, daß er ihn aufheben muß, kriecht er auf den Boden, findet ihn aber erst nach Anweisung. Er setzt sich hin und stellt den Zylinder wieder auf die Seite. Hin und wieder steckt er einen Zylinder in den Mund und schaut dabei herausfordernd nach L. Diese reagiert nicht darauf. L. dreht jetzt den Block mit den Löchern nach oben und sagt, daß sie alle Zylinder zusammen hineinstecken werden. Sie gibt ihm wieder einen nach dem dem anderen und wenn er nicht weiter kann, hilft sie ihm. Als der Block voll ist, bringt Heinz ihn zum Schrank zurück und bringt einen Plastikwürfel mit zurück.

Besprechung: Heinz sitzt da und hat einen schmalen hölzernen Block vor sich, in den zehn Zylinder hineinpassen, die regelmäßig in Länge und Durchmesser kleiner werden, also von lang und dick nach kurz und dünn laufen. Dieses Material gehört eigentlich in die Montessori-Kleinkinderklasse und wird dort drei- bis vierjährigen Kindern angeboten.
Wir können diesem Bericht nicht entnehmen, ob Heinz schon einmal dieses Material angeboten bekommen hat. Wenn nicht, dann können wir auch nicht erwarten, daß er versteht, was im Moment von ihm verlangt wird. Wir sehen ihn dann tastend beschäftigt, er versucht etwas. Die Erzieherin hilft ihm nun, indem sie ihm die Zylinder in der richtigen Reihenfolge zureicht. Er braucht nur noch der Reihe nach die Löcher auszufüllen, eine deutlich vereinfachte Beschäftigung also (bei-

nahe keine Auftrag mehr), wobei dem Auftrag, der im Material liegt, keine Aufmerksamkeit mehr geschenkt wird, nämlich auf Länge und Durchmesser zu achten und somit zu verstehen: lang-kurz und dick-dünn zu erfahren, zu erkennen.
Dieser Auftrag geht an Heinz vorbei, was deutlich aus der Tatsache hervorgeht, daß er sich sogar bei den zwei letzten Zylindern noch irrt. Das kümmert Heinz aber wenig. Er erlebt das sicher noch nicht als Fehler.
Sich selbst überlassen, macht er mit dem Material, daß ihm eigentlich noch nicht sagt, ‚irgendwas'. Dieses Beschäftigtsein macht ihn unordentlich und herausfordernd. Pädagogisch gesehen ist diese Situation wenig sinnvoll: es mangelt an echter Führung und es gelingt nicht, Heinz zu fesseln. Der Zylinderblock, der für das *E/F*-Niveau geeignet ist, ist für Heinz zu schwer. Aus dieser Situation können wir aber nur ungenügend sehen, was Heinz wirklich kann. Wir sehen ihn nämlich nie gefesselt beschäftigt.

Diskussionspunkte: Auf welches Erlebnisniveau schätzte die Erzieherin Heinz wohl ein, als sie ihm das Material gab? Aufgrund welcher anderen Erfahrungen versuchte sie es mit diesem Material?
Man bespreche die abgeleiteten Fragen von S. 130 in bezug auf Heinz. Man bekommt dann wahrscheinlich ein deutlicheres Bild davon, von welchem Niveau man *nicht* ausgehen soll, aber auch, von woher man seine Möglichkeiten entdecken kann, weil . . . usw.

Anneliese, 6;6 Jahre
Situation: Das Spielzimmer

Indem ich hinter ihr her laufe, versuche ich Anneliese herauszufordern, auch hinter mir herzulaufen. Ich spreche mit ihr und ermutige sie, zu mir zu kommen. Ich laufe mit ausgebreiteten Armen. Es besteht guter Augenkontakt. Anneliese läuft mir nach. Wenn ich zu ihr sage: ‚Fang mich doch', dann versteht sie das nicht. Sie bleibt stehen und lacht mir zu. Kurz darauf fordert sie es heraus, indem sie mit dem Rücken zu mir steht und hinter sich schaut, ob ich wohl komme.
Wir krabbeln nun zusammen. Anneliese mag dies auch gern. Erst versuchen wir es in normaler Geschwindigkeit, dann ganz schnell. Ich schlage dabei meine Hände schnell und kräftig auf den Boden. Dies ermutigt sie, schnell zu krabbeln. Sie ist ganz begeistert und lacht sogar laut. Dies geschieht aber nicht so oft. Anneliese will nicht mehr aufhören. Ich laufe ihr weg, weil ich das Spiel sonst zu ermüdend

für sie finde. Sie schaut mir zwar noch nach, kommt mir aber nicht hinterher. Sie sitzt auf ihren Knien und flattert mit den Händen.
Nach fünf Minuten gehe ich wieder auf sie zu und wir spielen mit dem Ball. Wir sitzen ganz nahe beieinander und ich rolle den Ball hin und her. Sie geht nicht darauf ein. Sie bleibt auf dem Boden sitzen, die Hände hinter sich. Ich nehme ihre Hände und zusammen schieben wir den Ball auf mich zu. Als er zurückgerollt ist, nimmt sie ihn lachend und wirft ihn nach der anderen Seite weg. Ich denke, daß das vorige Spiel sie mehr fesselte und daß der Übergang von Spaß zu Ernst zu groß für sie ist.
Ich muß kurz weggehen. Danach kostet es einige Mühe, sie dazu zu bewegen, von der Bank aufzustehen und den Ball zu holen. Ein anderer Junge hat das Problem gelöst und gibt Anneliese den Ball.
Wir sitzen wieder dicht beieinander und versuchen, den Ball über den Boden zu rollen. Das gelingt ein einziges Mal. An ihrer Haltung und ihrer Mimik kann man merken, daß sie das zwar kann, aber daß sie ‚spielt' es nicht zu können. Herausfordernd wirft sie den Ball über sich. Auf einmal rollt sie den Ball und bekommt ein Lob dafür — sie versteht den Auftrag. Für kurze Zeit bleibt sie bei dieser Aufgabe, es ist aber eine besondere Anstrengung für sie, ohne Hilfe der Hände und mit gespreizten Beinen zu sitzen.
Anneliese bedarf sehr deutlich der Führung durch die Erzieherin, so z. B. durch kleine Aufforderungen wie: mach doch mal, gut so, noch einmal usw.

Besprechung: Es fällt auf, wie schwierig ein einfaches Fangspiel für Anneliese noch ist. Die Erzieherin kann sie vor allem durch die Spannung von ‚Paß auf, ich fang dich' fesseln. Anneliese macht mehr und mehr mit und wir sehen, wie sich bei der Bewegung ein ‚zusammen mit der Erzieherin' entwickelt. Eine solche Spannung drückt sich auch im schnellen Krabbeln aus; für sie beinahe zu viel. Es regt sie auf, sie wird munter und begeistert, man muß aber fürchten, daß die Tätigkeit ‚durchschlägt'. Deshalb kann Anneliese auch fast nicht mehr aufhören. Das ist etwas, was wir bei unseren Kindern häufig antreffen, wenn sie aufgeregt sind. Sie spielen dann ‚wild' und verlieren die ‚Form'. Pädagogisch gesehen ist das nicht günstig; also müssen wir das Kind abbremsen, sobald es sich zu verlieren droht. Darum stoppt die Erzieherin hier auch.
Das darauffolgende Ballspiel beginnt etwas mühsam, so wie auch das Fangspiel mühsam begonnen hat. Anneliese muß stark angeregt werden, bevor sie von sich aus zu etwas kommt. Es scheint so, als ob sie sich noch auf einem sehr niedrigen Erlebnisniveau befände (*A*/*B*-Niveau). Man erhält davon aber nur ein unzureichendes Bild, weil sie eher dazu neigt, sich aus einer Situation zurückzuziehen, als darin aufzugehen.

Diskussionsfragen: Wie kommt es, daß unsere Kinder sehr schnell in Gefahr kommen, ‚durchzuschlagen'? Wie hätte die Erzieherin eventuell das Ballspiel weniger mühsam für das Kind gestalten können? Liegt vielleicht ein Zusammenhang zwischen dem Weggehen der Erzieherin und dem Widerstand den Anneliese zeigt, wenn sie danach wieder zum Ballspielen aufgefordert wird?
Aus diesen mit einem kurzen Kommentar versehenen, Beobachtungsberichten, in denen die Diskussion über die betreffende Beobachtung schon anfängt, wird deutlich, wie leicht man dazu beitragen kann, das Gespräch über pädagogische Fragestellungen in Gang zu bringen und sie dem täglichen pädagogischen Beschäftigtsein zugänglich zu machen.
Jede Beobachtung ruft neue Fragen zum Erlebnisniveau des Kindes, zur Haltung des Erwachsenen, zum Angebot an Material, zu den Möglichkeiten des Materials, zu einer Vereinfachung des Auftrages hervor, derart, daß der Auftragscharakter des Materials doch erhalten bleibt, Fragen zum , wie nun mit diesem Kind weiterkommen' usw.
Wichtig ist dabei selbstverständlich auch, daß das Kind nicht nur in seiner Beziehung zum Erwachsenen betrachtet wird, sondern auch als Teil einer Gruppe. Was die letztere betrifft, so erheben sich wieder eine Anzahl von Fragen:

a) Merkt das Kind, daß es unter anderen Kindern ist und sieht es nach ihnen?
b) Aktiviert die Gruppe das Kind in positivem Sinne oder wird es durch den Druck und die Vielheit der Eindrücke durcheinandergebracht?
c) Fühlt es sich unter anderen Kindern gut aufgehoben oder bemerkt es sie kaum und geht seinen eigenen Weg?
d) Fühlt es sich vielleicht bedroht und meidet den Umgang mit anderen Kinder?
e) Zieht es das Kind manchmal zu einem anderen Kind hin und wenn ja, wie nimmt es den Kontakt auf?
f) Wird das vom anderen Kind verstanden?
g) Ist das Kind soweit, daß es bei kleinen Ringelspielen mitmachen kann?
h) Dominiert es vielleicht im kleinen Kreis? Wodurch?

Echtes Zusammenspiel, wie schon erwähnt, wird bei unseren Kindern wohl nicht zustande kommen (s. *E*- und *F*-Niveau).

3.4. Bericht

Schließlich müssen wir noch dem pädagogischen Bericht unsere Aufmerksamkeit schenken. Die Berichte über jedes einzelne Kind müssen periodisch in einem zusammenfassenden Gutachten beurteilt werden, um eine Übersicht über die Gesamtentwicklung über eine Zeitspanne von einem Viertel- oder Halbjahr bekommen zu können.
Eine solche Übersicht braucht man, um sich ständig wieder auf das ‚wie nun weiter' besinnen zu können, vor allem für Teambesprechungen u. a. bei Umschulung oder Versetzung.
Man muß in diesem Bericht in groben Zügen eine Beschreibung, ein Bild des Kindes zu geben versuchen, so wie man es in der abgelaufenen Zeitspanne kennengelernt hat. Häufig erwartet man dabei vom täglichen Erzieher (meist dem Gruppenleiter), daß er in einem Fragebogen (Ja/Nein-Form) über Fertigkeiten Auskunft geben kann, die das Kind beherrscht.
Mit den Beantwortungsmöglichkeiten eines derartigen Fragebogens sind wir nicht immer sehr zufrieden. Es kommt nämlich oft vor, daß über ein Kind auf dem *B*-Niveau berichtet werden soll, ob das Kind schon zeichnen kann, einen Raum mit Klötzen ausfüllen, ob es kleben kann, usw. Dies ist u. E. insofern eine ungerechte Art der Berichterstattung, als man nicht von der Situation des Kindes ausgeht. Man will den tatsächlichen Stand der Entwicklung aus einer Fragestellung ablesen, die sich auf ein Programm des Erwachsenen bezieht. Ein solches Leistungsschema für das Kind setzt oft Fertigkeiten und Leistungen voraus, die oft über das hinausgehen, was das Kind kann. Man fragt doch auch nicht, ob das normal begabte Kind schon als Kleinkind lesen kann. Eine solche Frage würde man verwunderlich und ungerecht finden. Aber aus welchem Grund soll man hier, beim geistig behinderten Kind, wohl im Fragebogen sinnlose Fragen stellen?
Unserer Meinung nach sollte man als Resultat der Beschreibung des Kindes (ein mehr oder weniger zusammenfassender Bericht der Beob-

achtung) einige Fragen in Hinsicht auf die oben erwähnten pädagogischen Kriterien zu beantworten versuchen.
Man muß nämlich eine bestimmte ‚Leistung' vor den Hintergrund von Erlebens- und Erkennensmöglichkeiten des Kindes sehen. Wir müssen das Erlebnisniveau des Kindes angeben und dies aus seinem Beschäftigtsein deutlich machen.
Aus dem angegebenen Niveau und einer kurzen Beschreibung einiger Leistungen entsteht ein globales Wissen darum, wie das Kind mit anderem Material umgehen könnte. Treffen wir aber bei dem Kind auffallende Spitzen in negativem oder positivem Sinn an, also Leistungen, die sein Erlebnisniveau überragen, dann muß man diese auch sorgfältig beschreiben.

Einige Vorschläge für einen periodischen Bericht

1. *Notizen bezüglich folgender Punkte:*
   a) Wie das Kind sich im Raum bewegt.
   b) die Art und Weise in der es sich in der Sprache ausdrücken kann (bzw. nicht ausdrücken kann).
   c) die Eßsituation.
   d) das An- und Ausziehen.
   e) das Trockensein (oder das Nicht-Trockensein).
   f) das Naseputzen, Händewaschen, Zähneputzen.
   Eventuelle Besonderheiten bezüglich:
   — Gehör
   — Sehvermögen
   — körperlicher Behinderungen etc.

2. *Pädagogisches Bild des Kindes*
(Kurze Zusammenfassung von Beobachtungen)

3. *In kurzen Stichworten folgende Fragen:*
   a) Kann das Kind Kontakt aufnehmen? Auf welche Weise?
   b) Fühlt sich das Kind beim Erzieher sicher?
   c) Fühlt sich das Kind in der Gruppe geborgen?
   d) Worin drückt sich sein Abhängigsein aus?
   e) Akzeptiert es Führung?

f) Zeigt es ein Verlangen weiterzukommen?
g) Geht es selbständig auf Erkundungen aus?
h) Kommt es nur unter Anregung vom Erzieher zu sinnvollem Spiel?
i) Kommt es aus sich selbst heraus zum sinnvollen Beschäftigtsein?
j) Zeigt das Kind schon eine gewisse Distanz zu seiner Umgebung, d. h. hat es die Dinge um sich herum schon verstanden? Oder wird es durch Eindrücke überspült?
k) Sinkt es in eine eigene Welt ab?
l) Zeigt es stereotype Verhaltensweisen?
m) Auf welchem Niveau kann es unter Anleitung sinnvoll beschäftigt werden? Einige Momente wiedergeben, in denen dieses Niveau in seinem Beschäftigtsein mit Material wie: Ball, Klötze, Würfel, Perlen, Puzzles usw. deutlich wird.
n) Auf welchem Erlebnisniveau befindet sich das Kind vornehmlich, wenn es sich selbst überlassen wird? Beispiele dafür.
o) Sind im Umgang mit Material besondere Leistungen (positive oder negative) zu nennen?
p) Kann das Kind nach anregender Hilfestellung vom Erzieher jetzt etwas länger aus sich selbst heraus sinnvoll beschäftigt sein?
q) Ist im vergangenen Zeitabschnitt generell ein Fortschritt bemerkbar geworden.

4. Vorschläge für den weiteren Erziehungsplan

3.5. Beispiele für einen periodischen pädagogischen Bericht

(nach obenerwähntem Muster; die Buchstaben beziehen sich auf die vorangegangenen Fragen)

3.5.1. MARIANNE (mongoloid) 5; 2

1. Notizen aus Beobachtungen

a) Läuft gut geradeaus, ohne zu schwanken, krabbelt, rollt, springt auf Verlangen. Marianne läuft auf Zehenspitzen. Sie kann schon klettern.

b) Marianne kann mit anderen Kindern aus der Gruppe und mit dem Erzieher sprechen. Sie verlangt sprachlich Aufmerksamkeit für ihre Handlungen: ‚Schau, ich sitze unter dem Tisch'. Aussprache und Artikulation lassen zu wünschen übrig. Sie kann auch von zuhause erzählen, von der Busfahrt. Selbstverständlich bedient sie sich in diesen Erzählungen fertiger Sätze.

c) Beim Essen ist Marianne sehr geschickt. Sie hat tadellose Tischmanieren und kann Brot aus der Hand essen. Sie mag Geselligkeit gern.

d) Auch beim An- und Ausziehen ist Marianne ausreichend geschickt. Sie kann Kleidungsstücke wie Jacke, Bluse, Strümpfe, Hose selbst an- und ausziehen. Mit Schleifen und kleinen komplizierten Schließen kann sie nicht umgehen.

e) Marianne ist trocken; trägt hierfür allein die Verantwortung.
Naseputzen gelingt zwar, nach dem Taschentuch muß sie aber noch fragen. Ist noch nicht ganz ordentlich.

f) Marianne wäscht ihre Hände selbständig, möchte aber gern ein Planschspiel daraus machen.
Zähneputzen kann sie nicht.
Marianne ist ein gut gebautes, schlankes mongoloides Mädchen.
Hör- und Sehvermögen: gut.

2. Pädagogisches Bild

Marianne findet schnell Kontakt zu Erziehern und Kindern. In ihrem Tun ist sie stark herausfordernd. Alle Erzieher nennen sie ‚lieb und niedlich'. Vielleicht kommt das auch daher, daß ihre Mutter sie so nett anzieht. Manchmal weigert sie sich, einen Auftrag auszuführen. Marianne kann die Worte ‚Ich' und ‚Du' gut anwenden.
Mariannes Spannungsbogen ist nicht groß. Sie bedarf ständiger Führung, um einen Auftrag durchzuhalten.
Sie imitiert gut, spricht neue Wörter schnell und gut nach.
Einfache Aufträge kann sie schnell ausführen; ein etwas schwererer Auftrag glückt ein einziges Mal (Zufall?).
Das Bild, das Marianne abgibt, ist sehr zufriedenstellend. — Ihr Verhalten wirkt bisweilen etwas „aufgesetzt", weil sie in einem so starken Umfang auf ihre Umwelt ausgerichtet ist, daß sie manchmal etwas

von einer Schauspielerin besitzt. Sie setzt ihren verfügbaren Charme oft ein, um der Menschenwelt zu trotzen.

3. Beantwortung von Einzelfragen

a) Marianne findet schnell und leicht Kontakt zu anderen, der aber etwas oberflächlich zu sein scheint.

b) Es gibt keine Anzeichen von Unsicherheit. In Not geraten, geht sie sogleich zum Erzieher und verlangt deutlich, getröstet zu werden.

c) Die Gruppe, in der sich Marianne befindet, ist so zusammengesetzt, daß die Kinder sich beinahe selbstverständlich geborgen fühlen. Sie besteht aus vier mongoloiden Kindern, die etwa auf demselben Niveau wie Marianne sind.

d) Marianne meldet sich mehrmals täglich, um Aufmerksamkeit zu erlangen und um vom Erzieher geholt zu werden. In ganz bestimmten Situationen, wenn sie z. B. auf dem Klettergerüst nicht mehr weiter kann oder wenn das Spielzeug weggeräumt wird, zeigt sie ein verdrießliches Gesicht und schmiegt sich eng an die Erzieherin an.

e) Marianne hat ständige Anregung und Anleitung gern und möchte den Kontakt zur Erzieherin nicht verlieren. Sie zeigt keine Starrköpfigkeit.

f) Von sich aus zeigt Marianne keine Neigung weiter zu kommen. Sie schätzt Schmeicheleien und Komplimente sehr.

g) Soweit wir es beobachten konnten, geht Marianne nicht von allein auf Erkundungen aus. Obwohl sich Möglichkeiten dazu bieten, läuft Marianne nicht aus dem Zimmer; sie kommt auch nie in die Küche, um sich einen Keks zu holen.

h) und i) Aus sich heraus kommt Marianne nur zu sehr kurz andauernden sinnvollen Aktivitäten, die sehr flüchtig sind. Dann bricht die sinnvolle Beschäftigung schnell ab und sie fällt in stereotype, sinnlose Handlungen zurück. In ihrer selbstgewählten Aktivität aber ist sie sehr gut anleitbar.

j) Marianne hat schon eine gewisse Distanz zu ihrer Umgebung. Sie übernimmt z. B. Stimmungen nicht ohne weiteres. Wenn ein Kind weint, geht sie es trösten. Danach ist sie aber schnell wieder abgelenkt.

k) Es kommt nicht vor, daß Marianne in eine eigene Welt absinkt.
l) Es gibt keine deutlichen stereotypen Verhaltensweisen. Ihre erworbenen Spielhandlungen laufen aber darauf hinaus, wenn sie nicht angeleitet wird.
m) Unter Anleitung kann Marianne auf dem *E*-Niveau sinnvoll beschäftigt werden, aber noch nicht auf dem *F*-Niveau. Tätigkeiten im Haushalt ahmt sie am liebsten nach. Sie kann einen Wunsch deutlich machen, braucht aber Interesse. Sie fragt auch wörtlich nach: ‚Sieh mal, Puppe muß schlafen, ich trinke Tee, du auch Tee trinken, du hier sitzen; nicht weggehen, nicht schreiben'. Unter Anleitung kann Marianne Spielzeug ordentlich wegräumen.
n) Wenn Marianne sich selbst überlassen ist, befindet sie sich (vielleicht) auf dem *D*-Niveau. Beim Puppenspiel treten dann z. B. oft dieselben Handlungen auf. Gegenüber ihren Gruppenkameraden imitiert sie die Erzieherin in vielen Wiederholungen. Wenn sie allein im Gruppenzimmer ist, macht sie ‚o', nimmt eine kleine Arbeit auf, beschäftigt sich eine Weile damit und geht dann auf die Suche nach der Erzieherin. Es ist also ein Selbsttun, das stark kontaktgebunden ist.
o) Im Umgang mit Material ist alles sehr harmonisch. Dieses Kind verfügt aber als herausragendes Merkmal über einen besonders umfangreichen Wortschatz, den sie offenbar auch versteht. Sie verwendet alle Wörter richtig, auch die sog. schweren Wörter: lieb, böse, unartig, gemeinsam, insgesamt.
p) Aufgrund der erhaltenen anregenden Hilfe kann Marianne jetzt auch länger aus sich selbst heraus sinnvoll beschäftigt sein, wenn sie aus der Distanz verbal ermutigt wird.
q) In der Erweiterung von Wort- und Begriffsverständnis ist der Fortschritt sehr sicher zu spüren. Darauf wurde im Erziehungsprogramm auch viel Wert gelegt. Auch ist Marianne bald weniger Schauspielerin als zuvor. Sie braucht zwar immer noch für alles Aufmerksamkeit, dies tritt jedoch weniger in den Vordergrund.

Während der letzten Beobachtungsperiode (Januar—April 1969) wurde vom Bewegungstherapeuten angemerkt, daß die Grobmotorik etwas zurückgeblieben ist (was am Balancieren und Schnellaufen mit Sprüngen zu sehen war).

4. Vorschläge für den weiteren Erziehungsplan
Fortfahren im Vergrößern der Selbständigkeit.
Versuchen, das ,mein' und ,dein' Gestalt gewinnen zu lassen.
Einfache Gesellschaftsspiele.
Weitere Förderung der Sprachentwicklung.
Versuchen, Aufgabenbewußtsein oder -begriff beizubringen.
Training der Grobmotorik.

3.5.2. ERIKA *(Mikrocephalus) 4; 10*

1. Notizen aus Beobachtungen

a) *Bewegung im Raum:* Wenn sie läuft, hält sie ihren Kopf und die Schultern etwas nach vorn gebeugt. Ihre Augen schauen dann auch etwas schräg nach oben. Die Hände verschränkt sie häufig ineinander. Es scheint, als ob sie auf diese Weise bei sich selbst Schutz sucht.

Wenn eine Erzieherin im Raum ist, wagt sie sich eher zu bewegen und den Raum zu erforschen. Sie erkennt den Raum an seiner Ausstattung kombiniert auch die Möbelstücke.

b) *Sprache:* praktisch nicht vorhanden. Es hat einige Zeit gedauert, bevor Erika ihre Stimme gebrauchen konnte. Sie tut dies jetzt, wenn sie entspannt ist und Freude an einer Situation oder Leistung hat. Kurze Geräusche, kein einziges Wort.

c) Kann selbst mit einer Gabel essen, was sie zu Hause gelernt hat. Trinkt selbst. Muß ständig ans Essen erinnert werden; wird schnell durch andere Kinder abgelenkt.

d) *An- und Ausziehen:* hier ist sie im Vergleich zu ihrem Gesamtbild besonders geschickt. Kann sich selbst ausziehen. Anziehen auch, wenn ihr die Kleidungsstücke in der richtigen Reihenfolge gegeben werden.

e) Bei Aufnahme erst eine Zeitlang unsauber. Dann bei der eigenen Erzieherin sauber; bei einer anderen Erzieherin im anderen Raum war sie weder sauber noch trocken. Jetzt ist sie völlig sauber. Gibt an, wenn sie auf die Toilette muß. Hilft sich selbst.

f) Hände selbst waschen geht ziemlich gut. Wäscht ihre Hände wie

eine Erwachsene, schlägt das Wasser ab, wenn sie fertig ist, trocknet die Hände.
Naseputzen kann sie selbst.
Zähneputzen wird hier nicht gemacht.

Ihr Hörvermögen ist unserer Meinung nach sehr scharf; ist aber nicht gezielt untersucht worden.
Sehvermögen ist nicht gut. Hält die Arbeit, mit der sie beschäftigt ist, oft sehr nahe an die Augen. Augenärztliche Untersuchung ist angeraten.
Erika ist ein Mädchen mit einem Mikrocephalus. Drittes von 4 Kindern. Das älteste und das jüngste sind gesund. Das zweite, auch ein Mikrocephalus, starb mit dreizehn Wochen.

2. *Pädagogisches Bild*
Aus den verschiedenen Beobachtungen Erikas entnimmt man jedesmal wieder das große Interesse, das sie dem entgegenbringt, was um sie herum geschieht. Sie macht auch sehr gern in der Gruppe mit. Wenn die Erzieherin sie nicht dazu heranholt, kommt sie von allein.
Sie achtet sehr darauf, was ein anderes Kind tut. Ihr Interesse ist aber nur auf das Geschehen selbst gerichtet. Wenn sie selbst etwas tun soll, ist sie so überwältigt, daß sie die Aufgabe vergißt. Tut vieles zu schnell. Kann sich zwar gut konzentrieren, kann aber den Auftrag noch nicht verstehen.
Sieht, wenn ein anderes Kind an der Reihe ist und nicht reagiert; dann winkt sie mit der Hand, so als ob sie sagen wollte ‚nun mach schon'.
Sich selbst überlassen, sehen wir Erika häufig in ein Nachsinnen wegsinken oder mit einem Klötzchen oder einem Würfel in der Hand voller Hingabe nach jemand anderem schauen.
Wenn sie durch den Raum läuft, geht sie ans Fenster, von dem aus sie die Kinder im anderen Raum sehen kann.
Wenn jemand hereinkommt, schaut sie plötzlich auf und folgt ihm oder ihr, bis er weg ist. Wenn jemand sie vom Spielen ablenkt, reagiert sie gleich darauf und macht mit. Etwas später ist sie wieder mit ihrem eigenen Material beschäftigt.

3. Beantwortung von Einzelfragen

a) Erika kann deutlich zu anderen Kontakt herstellen. Nicht nur mit der Erzieherin, sondern auch mit ihrem Spezialfreund, der darauf eingeht. Geht zur Erzieherin, um etwas zu erklären, oder um kurz gestreichelt zu werden. Der Kontakt geht nicht nur von der Erzieherin aus, sondern auch von ihr selbst.

b) Anfangs war sehr deutlich, daß Erika bei *ihrer* Erzieherin mehr Sicherheit fand als in der anderen Gruppe. Davon ist jetzt nicht mehr viel zu merken. Sie findet es sehr schön, wenn sie in einer anderen Gruppe ist. Doch kann man nur bei der eigenen Erzieherin und den Kindern ihrer Gruppe von wirklicher Geborgenheit sprechen. Hier weiß sie woran sie ist und was sie erwarten kann. Sie läuft auch auf die eigene Erzieherin zu. Wird gern gestreichelt.

c) In der Gruppe ist ein Junge, mit dem sie wirklich spielt, z. B. mit ihm und einem Service oder beide zusammen mit Klötzchen oder zusammen die Zunge herausstrecken u. dgl. Wenn der Junge nicht da ist, schaut Erika sich nach niemand anderem um. Sie geht ihren normalen Weg in der Gruppe. Wird durch niemanden gestört und stört auch niemanden.

d) Wir sehen, daß Erika ständig die Hilfe der Erzieherin braucht, um mitmachen zu können. Erst dann geht sie spontan darauf ein. Die Erzieherin ist bei einem Auftrag direkt nötig oder muß mindestens in der Nähe sein, wenn sie nicht unter ihrer Anleitung spielt. Ihr Entwicklungsrückstand ist der Grund dafür, daß sie nicht ohne Kontakt sein kann. Durch das Fehlen der Sprache braucht sie auch immer jemanden, der ihr hilft und sie begleitet.

e) Es ist niemals vorgekommen, daß sie Anleitung und persönlichen Kontakt abgewiesen hätte. Wenn jemand mit ihr beschäftigt ist, findet sie das sichtbar schön. Sie kommt auch spontan, um Hilfe oder Aufmerksamkeit zu verlangen.

f) Erika scheint sehr lernbegierig zu sein; weil sie so neugierig ist. Man schätzt sie leicht etwas zu hoch ein. Sie will gern bei allem mitmachen, kann das aber noch nicht immer. Sie gerät dann außer Fassung und weiß nicht mehr was sie tun soll. Sie steht dann mit den Händen im Haar da.

g) Wenn sie ohne Anleitung ist und durch den Raum oder das Gebäude läuft, findet sie immer irgendetwas, womit sie spielen kann, wie z. B. Klötze oder ein Fahrrad. Es wird alles berührt und dann geht sie wieder weiter. Sie ist auf Erkundung aus. Der Erzieher muß aber in der Nähe sein.

h) Sie kommt allein, ohne Erzieher zu sinnvollem Beschäftigtsein, wenn sie einen Auftrag ausführen muß, den die Erzieherin mit ihr zusammen begonnen hat und den sie beenden soll. Dann ist der Erzieher in direkter Nähe. Aus sich selbst heraus kann sie sich gut mit Haushaltsgegenständen beschäftigen. Das hat sie auch mit der Mutter zu Hause viel getan. Erika hat sich schon etwas weiter entwickelt; sie kann mehr, als nur unter anregender Anleitung zu sinnvollem Verhalten kommen, aber sie braucht die Erzieherin noch sehr stark. Die Erzieherin braucht aber außer dem Anstoß nicht viel weitere Anregung zu geben, um sie zur Aktivität zu bringen.

i) Wenn die Erzieherin z. B. bei motorischen Übungen mit anderen Kindern beschäftigt ist, dann kann es geschehen, daß Erika von diesen Aktivitäten ‚überflutet' wird. Ein Ding zur Zeit kann sie gut verarbeiten, mehr aber nicht. Es ist aber nicht mehr so, daß die Umgebung einen so starken Einfluß auf sie ausübt, daß sie auf nichts anderes mehr ihre Aufmerksamkeit lenken kann.

k) Dann und wann sehen wir Erika tatsächlich ‚wegsinken'. Um sie wieder zurückzuholen ist aber nicht viel Anstoß von außen nötig. Wenn Erika abschweift, sinkt sie nicht auf ein niedrigeres Erlebnisniveau zurück. Sie starrt nur etwas verträumt vor sich hin und spielt mit den Fingern im Haar.

l) Stereotype Bewegungen sind das Streichen der Finger durch das Haar.

m) Wenn Erika unter Anleitung spielt, hat das Spielmaterial für sie mehr Wert, als wenn sie allein spielt. Die ganze Situation wird lebendig gemacht; das genießt sie sichtbar. Erika ist oft mit einem Formkasten beschäftigt, dessen Formen sie kennt. Die großen Kreise werden zuerst reingetan, dann die kleinen Kreise und die Vierecke. Die Dreiecke waren schon drin. Wenn sie fertig ist, liegt wenig Ausdruck auf ihrem Gesicht. Sie hat auch kein einziges Geräusch dabei gemacht.

Erika sieht die Erzieherin an und räumt den Kasten leer. Die Erzieherin kann nicht anders, als darauf einzugehen; während sie spricht, legen sie die Klötzchen wieder zurück. Erika zeigt erst ein

Klötzchen, bevor sie es in den Kasten legt. Auch aus ihrer Mimik geht hervor, daß sie jetzt mehr Beziehung zu ihrer Tätigkeit hat. Sie macht zweimal ein Geräusch. Zwischendurch ist sie auch noch mit ihrem Freund beschäftigt. Er schlägt mit der Hand auf den Tisch. Erika macht das nach. Dann machen sie getrennt weiter. Erika geht nun wirklich interessiert daran. Auf einmal eine Überraschung: ein Klötzchen ‚paßt' in drei verschiedene Löcher. Als sie fertig ist, schaut sie fröhlich und geht mit dem Kasten im Zimmer herum. Die Erzieherin sagt etwas, was Erika wiederholt. Wenn Erika auf diese Art beschäftigt ist, zeigt sich ein Übergang zum Beginn des *D*-Niveaus, sie will ‚Auch-tun'. Sie kann sehen und Kontakt gewinnen, die Dinge bekommen mehr Wert (ein Stückchen eigene Sinngebung.

n) Erika erlebt die Welt (wenn sie sich selbst überlassen ist) aus dem ‚Mit-tun-wollen' heraus. Wir sehen fortwährend ein Mit-tun-wollen, ein Anschließen an Aktivitäten der Umgebung. Erika kann die Dinge noch nicht gerichtet tun. Wie bereits gesagt: man muß aufpassen, sie nicht zu überfordern, weil vieles bei ihr noch eher ein Nachahmen als ein richtiges Verstehen ist. So kann sie z. B. Perlen aufreihen und einfache Muster mit dem Einsteckmosaik stecken. Beim Einsteckmosaik nimmt Erika ein Stück, schaut herum, fühlt die Löcher ab, bis sie das passende gefunden hat. Einfache Dinge kann sie gut mittun und sie bewegt sich langsam auf das Auchtun zu (Erlebnisniveau C).

o) Überraschende Momente erleben wir, wenn Erika voller Hingabe mit Haushaltsgegenständen beschäftigt ist. Dies ist aber kein besonderes Merkmal; es paßt zu ihrer ganzen Persönlichkeit, daran einfach Freude zu empfinden. Erika ist kein sehr disharmonisches Mädchen. Das Zurückbleiben der Sprache fällt sehr auf. Jedesmal habe ich das Gefühl, daß sie bald sprechen wird.

p) Im ersten Moment konnte die Erzieherin von Erika nicht erwarten, daß sie von sich aus mit dem Würfel anfangen würde. Das ist jetzt aber der Fall. Sie nimmt selbst etwas, beschäftigt sich ganz kurz damit und nimmt dann etwas anderes auf. Die Mutter erzählte, daß Erika seit sie hier ist, auch zu Hause erstmalig nach ihrem Spielzeug schaut. Das hat sie vorher nie getan. Sie war immer nur da, wo Mutter oder Oma waren.

q) In den vier Monaten, die Erika in der Tagesstätte ist, verstand sie es, sich besser anzupassen und sich in dieser Umgebung sicherer zu fühlen. Das zeigt sich daran, daß sie jetzt sauber ist, daß sie es wagt, sich frei im Raum zu bewegen oder daß sie sich traut, die Erzieherin um Aufmerksamkeit zu bitten; kurzum: Erika findet es in der Tagesstätte richtig schön.

4. Vorschläge für den weiteren Erziehungsplan

Dieses Mädchen kann durch die Tagesstätte sicher sinnvoll ‚aufgefangen' werden. Dadurch, daß sie ziemlich gut ansprechbar und leitbar ist, können auch weitere Spiel- und Entwicklungsmöglichkeiten geweckt werden. Es ist wichtig, daß sie zuhören lernt und nicht schon beschäftigt ist, bevor ihr alles erklärt wurde und eigentlich nichts geklärt ist. Ratschläge sind: Anpassung an ihr Niveau, nicht überbelasten, viel mit ihr sprechen.

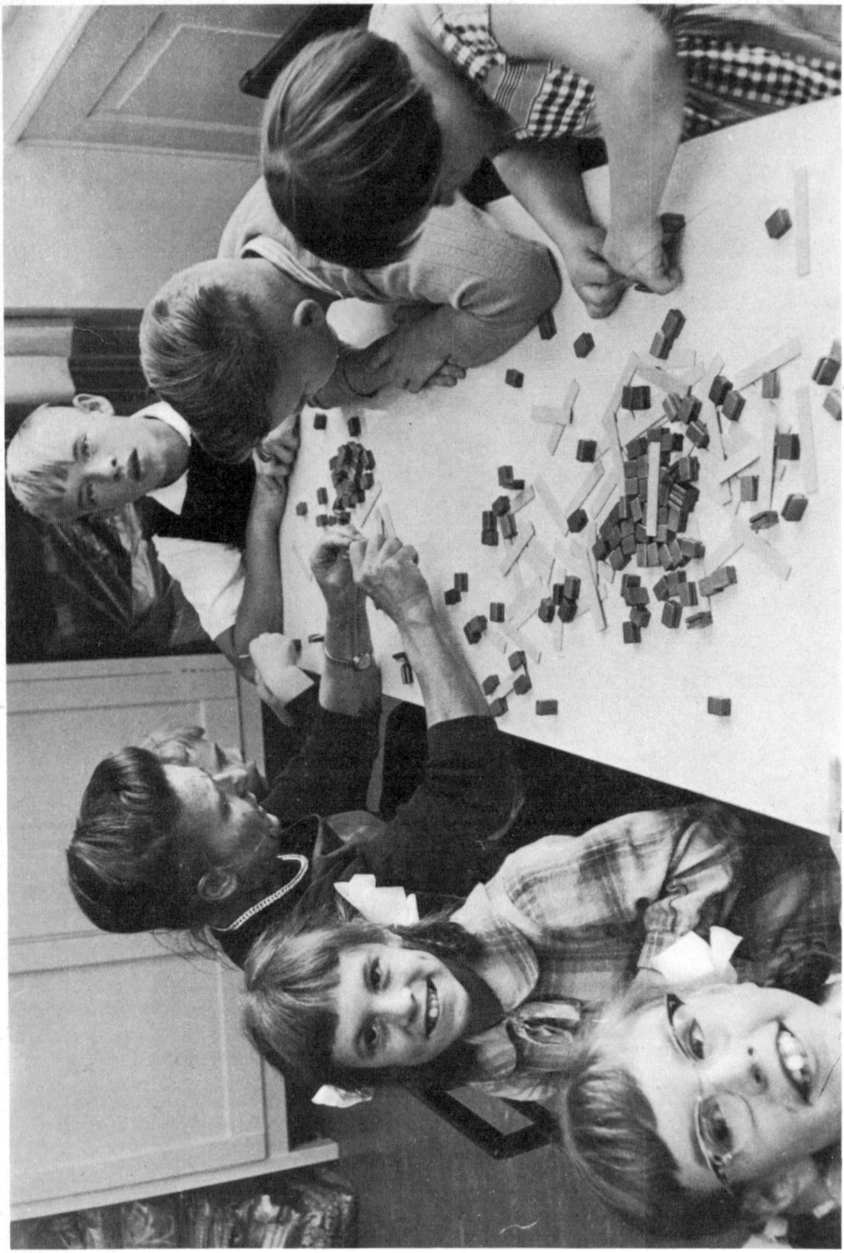

4. Beschäftigung mit Material

Im folgenden Kapitel wollen wir unsere Bemühungen um das pädagogisch wertvolle Beschäftigtsein fortsetzen. Im Anschluß an die Spiele und kleinen Arbeiten, die in Kapitel 2 („Richtlinien für die zielgerichtete Beschäftigung") beschrieben wurden, werden jetzt verschiedene Aktivitäten besprochen, die man vom Kind auf einem bestimmten Niveau im Umgang mit Material erwarten kann. Wir müssen dazu wissen, auf welchem Niveau wir dieses Kind ansprechen müssen, um zu wissen, mit welchem Material wir es arbeiten lassen können und wie wir ihm dieses Material anbieten sollen.

Wir wollen durch die Beschreibung des Umgangs mit verschiedenen Materialien deutlich machen, wie sich z. B. ein *B*- oder *C*-Kind mit dem Material auseinandersetzt. Selbstverständlich ist auch hier der Übergang von einem Niveau zum anderen fließend (s. S. 21).

Vom *A*-Niveau werden wir dabei gar nicht oder nur sehr wenig sprechen. Das liegt daran, daß das *A*-Kind noch keinen echten Kontakt zur Menschenwelt hat — man muß erst versuchen, diese Verbindung herzustellen. Das *A*-Kind steht noch ganz am Anfang seiner Menschwerdung. Dennoch kann auch ein solches Kind eventuell sogar schon einige Aktivitäten auf dem Niveau eines *B*- oder *C*-Kindes verrichten. Auf diesem Niveau bietet aber sein Beschäftigtsein im ganzen noch keine menschliche Perspektive wie es bei den *B*- und *C*-Kindern der Fall ist. Um eventuelle Mißverständnisse auszuschließen, wollen wir deshalb die Aktivitäten dieses *A*-Kindes nicht mit betrachten.

Schließlich setzen wir als Voraussetzung fest, daß das Kind vom Erwachsenen angeregt und stimuliert wird, dann aber auf seine eigene Weise mit dem Material sinnvoll beschäftigt ist.

4.1. Einleitende Bemerkungen

Wollen wir das Kind zu einem zielgerichteten Beschäftigtsein bringen, dann müssen wir dafür sorgen, daß:

— wir auch wissen, *was*, *warum* und *wie* wir dem Kinde etwas bieten. Mit anderen Worten: wir bereiten uns gründlich auf das vor, was wir mit dem Kind tun wollen. Das Kind auf einem bestimmten Niveau, kann damit auch nur auf eine bestimmte Weise auf dieses Material reagieren.

Beim Anbieten von Material müssen wir berücksichtigen, daß:

— das Material, mit dem wir arbeiten ansprechend, unbeschädigt und vollständig und bei Beginn geordnet ist.
— das Kind gut auf dem Boden oder auf seinem Stuhl am Tisch sitzt.
— sich in seiner Nähe kein anderes Material befindet, als das, worauf wir seine Aufmerksamkeit lenken wollen.
— das Material so vor das Kind hingelegt wird, daß es für das Kind übersichtlich ist. Der Erzieher sitzt am besten an der linken Seite des Kindes. Links, um es in seinen Bewegungen mit der rechten Hand nicht zu behindern (bei Linkshändern andersherum, also auf der rechten Seite des Kindes), neben dem Kind, um, wenn nötig, leicht und spontan bei einer schwierigen Aufgabe eingreifen zu können.
— genügend verschiedenes Material zur Verfügung steht.
— in dem Raum, in dem gearbeitet wird, eine angenehme Atmosphäre herrscht und ein vertieftes Beschäftigtsein möglich ist.
— unsere ganze Aufmerksamkeit auf das Kind gerichtet ist, um es wirklich leiten zu können.
— die Atmosphäre ein Zusammensein und nicht ein Gegenüber ausdrückt (wir stellen uns dem Kind nur dann gegenüber, wenn wir, zu seinem eigenen Besten, von ihm Gehorsam fordern).
— wir dem Kind ständig so viel Hilfe geben, daß es allein weitermachen kann (gib niemals zuviel Hilfe, aber auch niemals zu wenig).
— wir jede Arbeit positiv abschließen müssen. Mit anderen Worten: daß das Zusammensein auch wirklich immer anregend ist. Stellt sich eine Arbeit unvermutet als zu schwer heraus, so biete man

soviel an Hilfe an, daß sie schnell beendet werden kann. Das Kind muß aber aktiv mit einbezogen bleiben.
— wir nie über das Kind sprechen, wenn es selbst oder andere Kinder dabei sind.
— andere Erwachsene, die das Kind beobachten wollen (die Zuschauer) kein störendes Element in der Situation bilden. Ihr Platz muß also unauffällig im Hintergrund sein.

4.2. Spielend ‚lernen' und ‚spielen' lernen

Spielen mit ungeformtem Material: Wasser, Farbe, Sand oder Ton

Wie die normal begabten Kinder, so ‚sudeln' auch unsere Kinder besonders gern. Spielen mit Wasser, Farbe, Sand oder Ton führt häufig zur Entspannung. Die Kinder werden dabei ruhig und gleichzeitig aktiv. So gesehen bietet dieses Material also positive Möglichkeiten. Gerade hier ist es aber wichtig, dieses spielende Beschäftigtsein in Grenzen zu halten, weil es auch schnell ausarten kann: ein solches Spiel läuft den Kindern leicht aus der Hand. Das Material bietet keinen oder nur geringen Widerstand, die Kinder können ihren Weg gehen, was zum Schmieren, Matschen und zum Schluß zu einem ungeordneten Beschäftigtsein führen kann. Pädagogisch ist aber diese Unordnung für alle Kinder unerwünscht. Das Beschäftigtsein mit diesem ‚sinnesintensiven' Material kann auch zu ‚wegträumen' oder ‚wegsinken' führen, was man bei unseren Kindern häufig findet. Wenn wir sie dennoch mit ungeformtem Material spielen lassen, dann nehmen wir nur eine kleine Gruppe unter unsere Obhut, behalten sie gut im Auge und unterbrechen dieses Beschäftigtsein, sobald es nicht mehr sinnvoll ist.

Spielen mit Wasser
Unter Anleitung des Erziehers kann für kurze Zeit das Spielen mit Wasser für ein *A*- oder *B*-Kind eine sinnvolle Beschäftigung sein. Wenn wir das Kind dazu anregen, wird es meist sehr aktiv; es trampelt und patscht in das Wasser und macht so am eigenen Körper Erfahrungen.

Dadurch öffent es sich auch mehr für den Kontakt mit der Außenwelt. Auf dem *C*-, *D*-, *E*- und *F*-Niveau stellt sich das Spielen mit Wasser ebenso als Erfolg heraus. Auch jetzt ist aber eine gute Anleitung notwendig. Lassen Sie dieses Beschäftigtsein zeitlich nicht zu lange dauern (maximal ca. 1/2 Stunde)! Bewegungsspiele im Wasser sind dankbare Aktivitäten, weil die Bewegungen unter Wasser leichter und elastischer zustandekommen.
Spielen mit Wasser kann auch fesselnd sein; vor allem für das *C*-Kind, wenn es durch eigene Handbewegungen seine Schiffe fahren läßt oder die Enten hin und herschwimmen sieht (es versteht aber noch nicht, daß es selber der ‚Motor' ist). Das *D*-Kind wird seine Freude daran haben, seine Flasche in ein Eimerchen zu leeren, um sie danach wieder zu füllen usw. Dieses Beschäftigtsein mit Wasser ist besonders attraktiv. Für die *E*- und *F*-Kinder, die ihre Bewegungen meist besser beherrschen, wird nun das Eingießen fesselnd. Die Kinder sehen, wie es die Mutter tut und wollen es auch selbst probieren. Anfangs kostet es viel Mühe, aus der Teekanne so einzugießen, daß der Deckel nicht herunterfällt und die Tasse nicht überläuft. Das *E*-Kind wird das zu lernen versuchen und dem *F*-Kind wird es vielleicht schon gelingen, eine Tasse Tee einzuschenken ohne viel zu vergießen. Es setzt sich das ‚Nicht-Kleckern' als Ziel. So wird das *F*-Kind vielleicht auch schon einen Becher Milch ohne Unfall zum Tisch tragen können. Das ist eine schwere motorische Aufgabe, die wir dem *E*-Kind sicher noch nicht stellen können, es sei denn, der Becher ist fast leer.
Es wird deutlich, daß z. B. für das *D*-Kind das Eingießen eine ganz andere Spannung, einen anderen Auftrag enthält, als für das *E*- oder *F*-Kind. Man muß also unterscheiden lernen, *was dieses Kind bei seinem Beschäftigtsein erlebt.*

Mit Farbe spielen

Bei Kleinkindern wird immer noch häufig mit Fingerfarben gearbeitet. Uns scheint dies nicht so sinnvoll zu sein. Diese Beschäftigung bedeutet doch für das *A*-, *B*- und *C*-Kind dasselbe, wie das Planschen im oder mit Wasser; und sollten wir dann nicht eher das Wasser vorziehen?
Zur Farbe wird aber auch von denen gegriffen, die das Kind kräftiger dazu anregen wollen, seinen Körper zu entdecken. Durch die Farben

hin getrennt mit ihnen hantieren, bis es plötzlich die Klötze miteinander in Verbindung bringt, indem es sie z. B. gegeneinander schlägt oder sie alle zusammenschiebt.
Das *D*-Kind braucht schon acht bis neun ungefärbte Klötze, um sie gegeneinander schieben oder nebeneinander in eine Reihe stellen zu können; oder um sie in der Luft gegeneinander zu halten; oder um über einen Klotz der auf dem Boden liegt, einen anderen zu halten usw.
Das *E*-Kind geht weiter und baut, wenn auch noch ungeschickt, seinen ersten Turm aus ein paar Klötzchen. Es baut seine Klötze alle gegeneinander, so daß das Bauwerk meist sehr kompakt wird.
Das *F*-Kind schließlich bricht das kompakte Bauwerk auf. Es lernt einen Tunnel oder eine Brücke zu bauen (eine Überspannung also) und bekommt dadurch eine größere Variationsmöglichkeit; die sich dann erweitert, wenn es schließlich noch entdeckt, wie man einen Raum einschließen kann, mit anderen Worten: wie man eine Garage oder ein geschlossenes Haus bauen kann.
Für viele unserer Kinder ist dies allerdings eine zu schwere Aufgabe. Zwar sehen wir manchmal wie sie eine Mauer um ein Auto oder um einen Bär herum bauen, aber einen Raum richtig einzuschließen, das bleibt zu schwer. Selbstverständlich geben wir dem *F*-Kind nun mehr Klötze (eventuell auch bunte und verschieden große). Das nach Farbe abwechselnde Legen oder das Verzieren des Bauwerks mit Klötzen anderer Form bietet viele schöne Möglichkeiten.
Merke: Das Bauen wird etwas leichter für das Kind, wenn es mit seinen Klötzen gegen eine Mauer bauen kann. Die Wand bietet dann eine Stütze für das Bauwerk.

Bauwürfel

Die obigen Ausführungen geben uns auch einigermaßen einen Eindruck davon, wie das Kind mit Würfeln arbeiten kann. Das *B*-Kind hält den Würfel nur fest, während das *C*-Kind den Würfel schon wahrnimmt. Es interessiert sich für ihn, schaut danach, entdeckt, daß er hohl ist, steckt seine Hand hinein, um danach einen Löffel oder vielleicht auch andere Würfel hineinzustecken.
Inzwischen ist auch das *D*-Kind mit Entdeckungen beschäftigt. Es sieht auf einmal, daß der Würfel, wenn er auf dem Kopf steht auch als

Klotz dienen kann. Es hält einen anderen Würfel darüber oder legt die Würfel in einer Reihe nebeneinander, um zum Schluß den einen auf den anderen zu setzen. Mittlerweile hat es auch entdeckt, wie ein Würfel im anderen verschwinden kann. Dabei spielt der Größenunterschied eine Rolle.

Das *E*-Kind schließlich baut den Turm auf und ist dank unserer Hilfe ständig besser imstande, dabei auch die richtige Reihenfolge zu beachten. Dazu bieten wir dem Kind erst drei nicht unmittelbar aufeinanderfolgende Würfel an und machen deutlich vor, wie wir suchend nach dem größten greifen (‚ja, der . . .') dann auf dieselbe Weise den nächstgrößeren (‚der . . .') nehmen und den auf den ersten stellen. Zum Schluß kommt auch der dritte Würfel auf den Turm. Wenn das Kind diesen Aufbau verstanden hat, (wir haben hierbei das *F*-Kind vor Augen), bieten wir einen vierten und einen fünften Würfel an, bis es das Prinzip verstanden hat. Selbstverständlich kann es dann auch selbst die Würfel der Reihenfolge nach wieder ineinanderstecken. Das Prinzip ‚größer' oder ‚kleiner' wird dann zum Schluß beherrscht.

Die Ringpyramide

Das *B*-Kind interessieren nur die Bewegungen der Pyramide, wenn es sich selbst mit ihr bewegt. Erst das *C*-Kind entdeckt die Eigenheit der Pyramide. Das *C*-Kind wird die Ringe vom Stock herunterziehen und danach durch das Loch im Ring gefesselt sein. Es steckt seinen Finger hindurch, greift den Ring damit und bringt ihn in die Nähe des Stockes. Danach greift es den Stock und bringt ihn in die Nähe des Loches im Ring usw.

Dem *D*-Kind gelingt es dann (durch den Erwachsenen dazu angeregt), das Loch des Ringes über den Stock zu halten, so daß der Ring nach unten gleitet. Dann werden alle Ringe vom Stock heruntergeholt, um sie danach wieder draufzustecken. Der Größenunterschied spielt dabei noch keine Rolle, große und kleine Ringe folgen bunt durcheinander; auch wenn das Kind einmal entdeckt, daß ein Ring vielleicht genau in den anderen paßt.

Erst das *E*-Kind entdeckt Größenunterschiede. Daher sollte es jetzt lernen zunächst mit drei, später mit vier Ringen (wie in Kapitel 2 beschrieben) immer den richtigen (den größten) Ring zuerst zu greifen. Merke: Ein Kind kann sowohl die Würfel als auch die Ringpyramide in richtiger Reihenfolge aufbauen, ohne daß es eine Ahnung vom Größenunterschied hat. Es hat dann z. B. an der Farbe der Ringe oder der Würfel die Reihenfolge im Gedächtnis behalten. Es ist dann in Wirklichkeit mit einem anderen Auftrag beschäftigt. Man muß daher in einer abschließenden Beurteilung der Leistung nicht so sehr auf das Resultat schauen, als auf die Weise, wie es zustande kam.

Bambino Konstruktionsmaterial (Große Legosteine)
Unsere Kinder arbeiten nur selten mit Konstruktionsmaterial. Auch dabei sehen wir wieder, wie das *F*-Kind (genau wie beim Bauen) Mühe mit dem Einschließen eines Raumes hat. Es wird daher selten zum Häuschen bauen u. dgl. kommen. Doch können unsere Kinder viel Freude an diesem Material haben. Wir sehen ungefähr dieselbe Verschiebung von Möglichkeiten bei diesem Material, wie wir es beim Bauen sahen. Das *C*-Kind bringt die Teile lediglich zueinander. Das *D*-Kind versucht die Stücke zunächst aneinander zu halten. Dies geht so weiter, bis ungefähr auf dem *E*-Niveau das Kind das Prinzip verstanden hat und Türme und kompakte Gebäude machen kann. Das *F*-Kind geht wieder weiter und wird vielleicht mehr Variation in der Offenheit seines Bauwerks und der Farben versuchen.
Dieses Material können wir genauso gut als Sortiermaterial verwenden. Lassen sie daher vor allem die weißen und die roten Steine in getrennten Dosen aufbewahren. Das Sortieren wird dann kombiniert mit dem Aufräumen jedesmal zu einer sinnvollen Beschäftigung.

Der Ball
Ein Ball fesselt nahezu jedes Kind. Wir können mit ihm auch das *A*-Kind fesseln. Wir prellen ihn vorsichtig vor dem Kind auf den Boden und achten mit dem Kind zusammen auf das Geräusch, das der Ball macht. ‚Hör, bumm, bumm‘, oder wir rollen den Ball vor uns hin und her und rollen ihn auch ganz sanft gegen seinen Fuß oder seine Hand. ‚Bumm, schau, da kommt er wieder, da ist er, bumm‘ usw. Und wir hoffen, daß das Kind sich für einen Moment für dieses Zusammensein öffnet. Ein Ball mit einer Klingel im Inneren ist für diesen Zweck noch besser geeignet.
Mit dem *B*-Kind machen wir ähnliche Ballspiele; dieses Kind erlebt aber mehr dabei. Es wird gefesselt, es drückt in Blick oder Geste aus,

daß es mitmachen und nochmal wiederholen will. Mit ihm zusammen, seine Hand in unserer, schlagen wir auf einen nicht zu großen weichen Ball, lassen ihn fallen oder ein kleines Stückchen wegrollen usw. Wir können auch, wenn es uns mit gespreizten Beinen gegenüber sitzt, den Ball auf uns zu rollen und wieder zwischen seine Beine zurückrollen lassen.

Mit dem *C*-Kind fahren wir mit solchen Spielen fort. Dieses Kind wird von sich aus etwas aktiver mitmachen und versuchen, selbst den Fall auf uns zuzurollen, auch wenn es ihm vorläufig noch nicht immer gelingt. Es wird auf den Ball schlagen, ihn wegrollen lassen, ihm hinterher laufen und ihn in eine Büchse oder den Papierkorb stecken, um ihn danach wieder herauszuholen.

Das *D*-Kind rollt seinen Ball zielgenauer und mit mehr Kraft. Wir können daher beim Hin-und-Her-Rollen von ihm weiter entfernt sitzen. Es wird mit uns zusammen entdecken, daß der Ball wieder zurückkommt, wenn wir ihn gegen die Mauer werfen und wird das auch selbst versuchen; es wird hinterher laufen und aus Versehen dagegen stoßen und wird dies dann als Beschäftigung weiter ausarbeiten. Für dieses Kind ist ein großer Aufblasball gut geeignet, das Fangen zu lernen. Wir stehen uns dabei gegenüber, das Kind mit ausgestreckten Armen. Wir werfen den Ball vorsichtig genau in seine Arme und zeigen uns begeistert, daß es schon so gut ‚fangen' kann. Fangen ist sehr schwer und muß daher sehr langsam gelernt werden. Später stellen wir uns dann etwas weiter voneinander entfernt auf, zielen mit dem Ball aber noch genau in seine Arme. Danach stehen wir noch etwas weiter auseinander usw.

Für das *E*-Kind können wir dann auch einen kleineren Ball nehmen. ‚Fangen' wird noch lange Zeit heißen: Den Ball mit ausgestreckten Armen aufnehmen und so gegen den Körper drücken, daß er nicht wegspringt. Erst viel später können vielleicht die Finger oder Hände dabei eine Rolle spielen.

Auf dem *E*-Niveau kann man auch versuchen, den Ball von oben in eine Büchse oder den Papierkorb zu werfen (eine Zielübung). Immer mehr können das *E*- und *F*-Kind mit dem Fall anfangen. Sie können etwas zielen und werfen, sie prellen den Ball kräftiger und fangen vielleicht schon leichter — sie spielen einfallsreicher mit dem Ball.

Einfache Ballspiele in der kreisförmig aufgestellten Gruppe werden nun auch möglich (z. B. steht ein Kind in der Mitte, das versuchen soll, den Ball zu fangen, der hin und her geworfen wird).

Perlen aufreihen

Perlen aufreihen ist schwer. Dazu bedarf es eines guten Zusammenspiels zwischen beiden Händen und das Kind muß differenziert greifen können. Man zeigt daher dem *C*-Kind (das als erstes Aufmerksamkeit für Perlen zeigen wird), das Loch in einer Perle und einige Perlen, die bereits auf einem dicken Plastikdraht aufgereiht sind. Auf diesen soll es seine Perle nun auch aufreihen.

Das *D*-Kind wird dann versuchen, den Draht durch das Loch der Perle zu stecken — eine schwere Aufgabe, bei der wir ihm zunächst werden helfen müssen. Nach und nach bekommt es eine gewisse Erfahrung; auch wenn es dann immer noch nicht mehr als ein paar große Perlen aufreihen kann.

Das *E*-Kind kann das Aufreihen länger durchhalten. Es geht wahrscheinlich etwas gemächlicher an diese Aufgabe heran, daher können wir ihm auch eine größere Anzahl und vielleicht auch schon kleinere Perlen geben. Vorläufig spielen weder Farbe noch Form der Perlen eine große Rolle; das Kind kann aber eventuell schon eine Vorliebe zeigen, indem es z. B. alle roten oder alle viereckigen Perlen heraussucht, um sie aufzureihen.

Aber erst das *F*-Kind kann bewußt in Farben und Formen abwechselnd Perlen aufreihen und damit ein einfaches Muster bilden. Dazu braucht es viel Konzentration und Durchsetzungsvermögen und diese Aufgabe wird sich vornehmlich bei sehr kleinen Perlen vorläufig als zu schwer herausstellen. Mit dieser Beschäftigung geben wir nämlich einen kombinierten Auftrag: das Kind muß sowohl aufreihen, als dabei auch noch auf die Farbe und/oder auf die Form achten. Das ist nicht leicht!

Bilder betrachten und Erzählen

Weil das *C*-Kind ‚sehen' lernt, geben wir ihm nun auch unsere ersten Bilderbücher. Dazu setzen wir das Kind auf unseren Schoß oder setzen es dicht neben uns, um es aus dem Zusammensein heraus für die Bilder zu interessieren. Ganz deutlich beschreiben wir, was wir sehen

und drücken in Stimme, Gestik und Mimik die Erlebniseigenschaften der Abbildungen aus. ‚Sieh mal, ein liebes Kätzchen, miau' usw.
Mit dem *D*-Kind beschäftigen wir uns schon etwas mehr mit der Abbildung selbst. ‚Wo ist das Kätzchen? Such die Katze. Ja, da ist die Katze; sag mal Katze'. So versuchen wir dem Kind mit ganz einfachen Bilderbüchern das Sehen und die Aufmerksamkeit für die Dinge der Umgebung nahezubringen, und damit auch seinen Wortschatz zu vergrößern. Wenn es die Dinge benennen kann, dann kann es auch mehr Dinge in den Griff bekommen und sie erleben.
Mit dem *E*-Kind zusammen versuchen wir, den Zusammenhang zwischen den Abbildungen und der Realität zu finden. Gelingt das nicht, dann bleibt das Bilderbetrachten eine isolierte Beschäftigung, der es an formendem Wert fehlt. In dem Augenblick, in dem das Kind einen Zusammenhang sieht, wird es auch mehr von dem verstehen, was auf dem Bild geschieht. Kleine Situationen werden dann deutlich. ‚Das Kind fällt, das Hündchen trinkt'. Wir versuchen also die Situation mit Worten zu fassen, zu erzählen, was geschieht und versuchen dabei, das Kind selbst so viel wie möglich zu Wort kommen zu lassen. Für diese Kinder sind die allereinfachsten Vorlesebücher geeignet, wenn wir den Text, der häufig nur aus einer oder zwei Zeilen pro Seite besteht, mehr erzählen als lesen.
Für das *F*-Kind wählen wir die einfachsten Kinderbücher aus, wobei noch stets das Bilder begucken im Vordergrund steht, und der Text mehr erzählt als gelesen wird. Bei unseren Kindern dauert es lange, bis sie eine kleine Erzählung verstehen können; viele können das nie erreichen, weil die Verbindung zwischen den Abbildungen oder der Zusammenhang in der Erzählung ihnen entgeht, wie einfach er auch immer sein mag. Trotzdem genießen sie die Erzählstimmung und das Betrachten an sich, solange es um Bücher geht, die an ihr Erlebnisniveau anschließen.
Es kann vorkommen, und das merken wir vor allem in der Vorlesesituation, daß ein Kind jeglichen körperlichen Kontakt abweist. Forcieren sie hier nicht einen Kontakt, sondern versuchen sie, sich ihm ganz allmählich doch zu nähern, indem sie sich anfangs jedesmal ein wenig näher zu ihm setzen und etwas später z. B. die Hand auf seine Schulter legen. Wir hoffen, daß es schließlich den Kontakt akzeptieren und selbst auch als angenehm empfinden wird. Erziehen wird

nämlich vor allem bei kleinen Kindern erst über den körperlichen Kontakt möglich. Im Körperkontakt kommt das junge Kind erst richtig zur Entspannung und kann beginnendes Vertrauen zeigen.

Lotto

Bilder betrachten und wiedererkennen, das ist für das *E*-Kind eine schöne Beschäftigung. Darum geben wir ihm die ersten Lottokarten. Das sind Karten, die wir häufig selbst machen müssen, weil die im Handel erhältlichen Lottos für das *E*-Kind vielleicht noch zu schwer sind. Für unsere Zwecke brauchen wir große deutliche Abbildungen von einfachen Gegenständen aus der alltäglichen Umgebung des Kindes, z. B. von einem Ball, einer Puppe, einem Löffel, einem Bären. Beim Lotto geht es darum, zwei gleiche Abbildungen zu suchen; also Ball zu Ball zu legen, Puppe zu Puppe usw. Wenn das Kind diese Aufgabe gut beherrscht, können wir eine größere Anzahl von Abbildungen nehmen oder die Plättchen kleiner machen usw.

Für das *F*-Kind können wir auch Lotto-Vorlagen benutzen, bei denen mehrere Abbildungen auf einer großen Karte sind, die mit den dazugehörenden kleinen Kärtchen abgedeckt werden müssen. Die Vielheit dieser dicht beieinander stehenden Kärtchen bildet nun die erhöhte Schwierigkeit. Ist dies zu schwer, kann man zur Vereinfachung die Hälfte der Karten abdecken. Allmählich werden die Lottospiele immer differenzierter. Das Kind muß nun nicht mehr die abgebildeten Gegenstände nur unterscheiden können (ein Fahrrad von einem Schiff), es muß nun auch unterscheiden zwischen Farben und/oder Formen (ein großes Schiff von einem kleinen, einen roten Regenschirm von einem gelben, einen Apfel mit Stiel von einem Apfel ohne Stiel usw.). Bei solchen Lottospielen, die man bei Vorschulverlagen erhält, muß also ‚gleich zu gleich' in ständig differenzierterer Form gesucht werden. Man sollte aber, wenn man selbst mit dem Kind spielt, versuchen, noch andere Aufträge hinzuzufügen, indem man Fragen stellt wie: ‚Sieh mal, dieser Apfel. Den kann man . . . ja, aufessen. Siehst du auf dieser Karte noch mehr, was du aufessen kannst?' ‚Da ist ein Fahrrad. Siehst du, damit kann man fahren. Siehst du noch etwas, womit man fahren kann? — Kannst du zählen, wieviel Plättchen hier liegen? Eins, zwei . . .' ‚Hier habe ich zwei Stapel Karten. Welcher Stapel ist der höhere?'

Oder man läßt das Kind fragen, welches Kärtchen es haben will, um es auf die andere Karte zu legen (nicht zeigen lassen, sondern fragen). Es muß dazu selbstverständlich soweit sein, daß es die Abbildungen benennen kann.
Man kann das Material auch noch für eine Reihe anderer Aufgaben verwenden, die man selbst erfindet. Man sollte sich dabei aber immer folgende Frage stellen: ‚Was frage ich und warum frage ich es? Kann ich auf diese Weise dem Kind etwas vermitteln, wovon es profitiert?'

Sortieren

Auch die Aufgabe der diversen Sortierspiele lautet: Gleiches zu Gleichem suchen; oder ‚was gehört zu wem'. Versuchen sie die Sortierspiele stets so sinnvoll wie möglich auszuwählen, wenn sie z. B. das Kind ganz beiläufig Klötze aufräumen lassen (die großen zu den großen, die kleinen zu den kleinen) oder die Legosteine herausnehmen lassen. Aufräumen wird so, wenn man das Kind gut anregen kann, bald zu einer angenehmen Beschäftigung.
Das *F*-Kind baut auf der Erfahrung des *E*-Kindes auf, das auch gern sortiert, doch kann es vielleicht schon schwerere Aufgaben lösen; schwerer dadurch, daß die Menge des zu sortierenden Materials zunimmt, die Gegenstände kleiner werden, einander ähnlicher sind oder dieselbe Form haben und sich nur in der Größe unterscheiden usw.
Sortieren heißt auf bestimme Weise Ordnung schaffen. Es ist sehr wichtig, dies unseren Kindern beizubringen. Vor allem in der konkreten Lebensituation bietet ihnen das Ordnenkönnen eine Unterstützung. Es gibt ihnen Übersicht und damit Sicherheit.

Einsteckbrett, Einsteckpuzzles

Dem *D*-Kind geben wir die ersten Einsteckbretter. Das sind Bretter, aus denen man zwei bis drei eingesteckte Figuren herausnehmen kann. Das Kind soll dabei genau auf eine Figur achten, und mit den Augen suchen, in welche Vertiefung die Figur paßt. Anfangs ist das noch eine schwere Aufgabe, die aber schnell gelernt werden kann. Hat das Kind einmal gelernt, in welche Vertiefungen welche Figuren passen, dann verliert dieses Spiel seinen Sinn, weil dann das Kind nur aus dem

Gedächtnis arbeitet und kaum noch richtig hinschaut. Daher ist es sehr wichtig, verschiedene Formbretter zur Hand zu haben.
Für das *E*-Kind müssen wir die Aufgabe schwerer machen, indem wir eine größere Zahl von Figuren nehmen oder Figuren und Formen mit komplizierterem Zuschnitt oder indem wir Abbildungen von Gegenständen wählen, die weniger lebensnah für das Kind sind. Später kann man dann Formen wählen, die sich nur noch durch sehr kleine Unterschiede z. B. in der Größe voneinander unterscheiden. Diese Aufgaben mit höherer Schwierigkeit sind dann vor allem für das *F*-Kind gedacht.
Wenn die Stückchen einmal herausgenommen sind, dann lassen wir die Gegenstände benennen, oder wir fragen, indem wir auf das Loch hinweisen: „Welches Stückchen paßt hier hinein?“ Oder wir lassen das Kind hinter seinem Rücken die Form des Stückchens abtasten (sie muß dann sehr gut zu fühlen sein) und lassen es raten, welcher Teil das ist, wobei es eventuell die Vertiefungen in der Vorlage abtasten darf, oder wir suchen zusammen die Tiere auf dem Brett usw.
Das Kind ist dann nicht sinnvoll mit diesem Material beschäftigt, wenn es automatisch, also allein aus der Erinnerung die Stücke in die Vertiefungen legt. Genauso ist es nicht sinnvoll beschäftigt, wenn es die Stückchen solange über das Brett schiebt, bis jedes Stück im richtigen Loch landet. Eine solche Beschäftigung wird dann besser unterbrochen.

Runde Einsteckpuzzles
(mit Darstellungen von z. B. Rotkäppchen und dem Wolf, von einem Bahnhof oder einem Bauernhof usw.)
Der Sinn dieses Materials ist, die Stücke aus dem runden Brett herauszuholen und wieder einzupassen. Reizvoller ist es aber, wenn man mit dem Kind zusammen z. B. diverse Stücke aufstellt und eine Szene darstellt. ‚Wir wollen den Zug aufstellen, such alles zusammen, was zum Zug gehört. Was ist das? Ja, die Gleise. Wo tun wir das hin? Und dieses Auto, muß das warten? Und da kommt ein Herr angelaufen, der muß auch auf den Zug warten, wo tun wir den hin?‘ So spielen wir erst mit den Einzelteilen des Puzzles. Ähnlich bauen wir dann auch das Märchen vom Rotkäppchen auf. Wir bilden den Wald aus Gras-

stücken, den Blumen und den Bäumen. Der Wolf steht still hinter einem Baum und schaut . . .'
Jetzt kann man gut sehen, ob das Kind sich einigermaßen in diese von uns geschaffene Welt eingelebt hat. Versteht es die Spannung, die von dem Wolf da hinter dem Baum ausgeht? Und sehen wir das z. B. in der Stellung von Rotkäppchen? Versteht das Kind etwas von diesem Märchen? Selbstverständlich sind wir hier mit dem *F*-Kind beschäftigt. Wichtig ist es zu sehen, wie das Kind die Teile wieder zurücklegt. Wenn es das nur auf gut Glück tut, hat diese Beschäftigung nicht viel Sinn. Oder schaut das Kind auf die Form des Loches und sucht nach dem dazugehörigen Stück? Kann es sich eine Weile allein konzentriert beschäftigen? Erkennt es die Aufgabe? Macht es weiter, auch wenn es Mühe kostet?
Es gibt runde Einsteckpuzzles im Handel, bei denen auch der Hintergrund herausnehmbar ist. Dies erschwert das Puzzle in hohem Maße. Wir würden anraten, diesen Hintergrund für unsere Kinder festzukleben.

Legekarten (Legepuzzles)
Die einfachste Form für das *E*-Kind ist eine in zwei oder drei Teile geschnittene Ansichtskarte oder ein Bild. Beim ersten Versuch lassen wir erst das Bild im ganzen sehen und schieben danach die Teile ein Stückchen auseinander. Zusammen mit dem Kind schieben wir dann die Teile wieder aufeinander zu und sagen dabei: ‚Schau, nun ist es wieder ganz. Nun hat der Hund wieder einen Schwanz und auch einen Kopf, siehst du?' Wenn das Kind die einzelnen Teile selbst wieder zusammenschieben kann, legen wir die Stücke etwas durcheinander, um den Auftrag zu erschweren. Wir hoffen, daß das Kind versteht, was es tun muß. Nach und nach geben wir dem *E*-Kind (und danach auch dem *F*-Kind) immer schwerere Puzzles; Puzzles mit einer größeren Anzahl von Teilstücken (sechs, dann neun usw.) mit einer vielfältigeren Abbildung oder mit ungewöhnlichen Formen.
Es ist jetzt interessant zu sehen, wie das Kind arbeitet, wo wir ihm unsere Hilfe bieten müssen. Ist das Kind sinnvoll beschäftigt oder nicht? Strengt es sich wirklich an? Weiß es, was es tut? Wie packt es die Aufgabe an? Nimmt es z. B. Eck- oder Randstücke als Anhaltspunkte, sieht es nach dem Aufbau des Bildes, richtet es sich nach Farbzusam-

mengehörigkeit oder sieht es nur nach den Formen der Teilstücke? Unsere Erfahrung besagt, daß unsere Kinder kaum einen Anhaltspunkt in einem Vorbild finden, sondern meistens nach den Umrissen der Teilstücke schauen oder aus dem Gedächtnis legen.
(Für das Vereinfachen eines Puzzles siehe auch Kapitel 2, *F*-Niveau.)

Einsteck-Mosaik

Das Einsteck-Mosaik, das wir den Kindern anbieten, muß vom Material her am besten so groß wie möglich sein, d. h. daß die Stifte zum Einstecken und auch die Löcher nicht so klein sein sollen. Auch der Abstand zwischen den einzelnen Löchern sollte nicht zu klein sein. Das *D*-Kind kann schon für das Hineinstecken einiger Stifte Aufmerksamkeit zeigen. Das Einstecken an sich fesselt es. Diese Beschäftigung fesselt das *E*-Kind genauso, aber dieses Kind kann schon etwas länger hintereinander beschäftigt sein und versuchen, die Stifte ordentlich in eine Reihe zu stecken, ohne dabei auf die Farbe zu achten. Etwas später, wenn das Einstecken an sich keine Mühe mehr macht, können wir das Kind vielleicht ein einfaches (abwechselndes) Muster stecken lassen: z. B. rot-gelb, rot-gelb. Für das *F*-Kind erschweren wir die Aufgabe, indem wir die Zahl der Farben vermehren. Außerdem können wir auf eine Hälfte des Mosaiks ein einfaches Muster stecken, welches das Kind auf der anderen Hälfte nachmachen soll. (Weitere Anweisungen siehe Kapitel 2, *F*-Niveau.)

Gesellschaftsspiele

Auch wenn wir in Kapitel 2 (*F*-Niveau) geschrieben haben, daß unsere Kinder nur in sehr geringem Maße zu einem echten Zusammenspiel oder zu einer echten Zusammenarbeit mit anderen kommen können, genießen sie doch das Beisammensein mit den anderen. Sie werden, wenn sie sich sicher und geborgen genug fühlen, jedes auf seine eigene Weise durch andere Kinder aktiviert und stimuliert. Es ist daher wichtig, die Kinder schon früh mit anderen Kindern in Kontakt zu bringen. Sie sollten früh lernen, sich an andere anzupassen. Sie müssen lernen, anderen Menschen Aufmerksamkeit zu schenken; sie müssen lernen, andere nicht absichtlich zu stören; nicht zu quängeln; andere mit einzubeziehen und ihnen wenn möglich Hilfe anzubieten; zu warten, bis sie selbst an der Reihe sind; nicht immer alle

Aufmerksamkeit für sich selbst fordern; tun, was verlangt wird ... usw. usw.

Dies sind Dinge, die früh gelernt werden müssen. Je mehr die Kinder davon übernehmen, desto mehr haben sie von gemeinsamen Aktivitäten wie:

— einfache Singspiele (im Kreis).
— einfache Klatschspiele (im Kreise sitzend oder laufend im Takt der Musik klatschen).
— einfache Lauf- und Bewegungsspiele (die Kinder laufen z. B. im Kreis, jedes hält einen großen Reifen in der rechten Hand. Auf ein Händeklatschen des Erziehers legen alle gleichzeitig den Reifen auf den Boden. Oder Wettkampfspiele einfachster Art usw.)
— die ‚Reise nach Jerusalem'.
— im Takt eines gesungenen Liedes laufen, bis der Erzieher in die Hände klatscht.
— zum Erzieher krabbeln. Wer zuerst da ist, bekommt zwei Plätzchen, die anderen einen usw.
— einfache Ballspiele, den Ball im Kreis vorsichtig weitergeben.
— den Ball, im Kreis sitzend, aufeinander zu rollen. Wer in der Mitte steht, muß versuchen, den Ball zu kriegen. Oder wir versuchen, denjenigen, der in der Mitte steht, mit dem rollenden Ball zu berühren usw. usw.

Merke: Solche Kreisspiele sollten nicht zu lange dauern, weil sie sehr viel Anspannung vom Kind verlangen.

Bewegungsaktivitäten

Es ist wichtig, das behinderte Kind *auf sinnvolle Weise* viel motorisch zu beschäftigen. Durch ein gutes motorisches Training kann es lernen, sich körperlich besser auszudrücken und seine Bewegungen besser zu kontrollieren. Dadurch passieren ihm nicht nur weniger Mißgeschicke, sondern seine Bewegungen werden zielgerichtet und kontrolliert, wodurch sich sein Selbstvertrauen verstärken kann. Es erfährt, was es motorisch kann und was nicht. Dadurch kann es sich besser im Raum orientieren und sich dann auch mehr darin geborgen fühlen. Wo es um die Motorik als Bewegung des gesamten Körpers geht, sollte der Bewegungstherapeut als Fachmann den Kindern in verschiedenen Bewegungssituationen die elementarsten Bewegungen beibringen: umdrehen, sitzen, krabbeln, stehen, laufen, klettern, springen, balancieren, werfen.

In der Gruppe kann der Erzieher diese Arbeit noch unterstützen, indem er mit den Kindern Laufspiele übt, wie:

- große und kleine Schritte machen,
- fest auftreten und weich auftreten,
- gebückt laufen und gestreckt laufen,
- krabbeln, hüpfen, rennen, springen, Purzelbaum schlagen usw.
- zusammen über einen auf dem Boden gespannten Draht steigen, der danach eventuell etwas höher gespannt werden kann,
- dem Kind beibringen, vorsichtig auf ein Klettergerüst zu klettern, immer etwas höher (oder auf eine Sprossenwand),
- auf einem Laufrad fahren, dann auf einem Kinderroller, einem Dreirad, und dann in einem Tretauto.

Auch Gleichgewichtsspiele sind von Bedeutung. Wir bringen den Kindern bei, wie ein Storch zu stehen oder wie ein Soldat stramm zu stehen, mit hochgehobenen Beinen zu marschieren, über eine Bank zu laufen usw.

Auch einfache Wurf- und Fangspiele mit einem Ball können versucht werden.

Für diese Aktivitäten kann man nur schwer ein entsprechendes Erlebnisniveau angeben. Unsere Niveaubeschreibungen entsprechen eher der *geistigen* Entwicklung des Kindes und diese verläuft, vor allem, was dieses Kind betrifft, *nicht* parallel mit der körperlich-motorischen Entwicklung; weil wir aber auch seinen Körper und seine Bewegungen für sehr wichtig halten, sollten die obengenannten Aktivitäten nicht ausgelassen werden.

Es ist wohl selbstverständlich, daß wir mit dieser (kurzgefaßten) Ausarbeitung verschiedener Aktivitäten und Situationen nicht alle Möglichkeiten ausgeschöpft haben, die das Material bietet. Zahllose Variationen mit demselben oder mit anderem Material sind möglich, um das spielende Lernen und das Spielen-lernen des Kindes zu einer sinnvollen Beschäftigung zu machen, die ihm Freude bereitet und es weiter bringen kann.

Nachwort

Dieses Buch beschäftigt sich mit den verschiedenen Aktivitäten und Beschäftigungen, die ein Kind zum spielenden Lernen und zum Spielenlernen anregen sollen. Besondere Aufmerksamkeit wird dabei dem Erzieher geschenkt, dessen Angebot an Reizen für das Kind und seinen Versuchen, einen Weg zum Kind zu finden.

Daß ein verantwortungsvolles pädagogisches Beschäftigtsein auch von professionellen Erziehern ein bestimmtes Maß an Fachtauglichkeit verlangt, wird genau wie die lernbare Kunst der pädagogischen Beobachtung in Kapitel 2 ausführlich dargestellt.

Damit sollte deutlich werden, daß der Umgang mit Techniken und Methoden allein für den Erzieher eines Kindes dann eine unfruchtbare Beschäftigung ist, wenn der Erzieher sie ohne eine feste pädagogische Grundhaltung ausübt. Genau wie die intensive Beziehung zum Kind die Voraussetzung dafür ist, daß das Kind aus seiner Isolierung herausgeführt wird in eine menschliche Existenz, — auf welchem Niveau auch immer —, genauso ist ein „Abstandnehmen" vom Kind und von sich selbst für den Erzieher notwendig, damit er die Kinder besser erkennen und ihnen eine echte Lebenshilfe bieten kann. In der Person des Erziehers sollten sich so ein warmes Herz und ein nüchterner Blick verbinden.

Wenn man die Entwicklungsmöglichkeiten eines Kindes zu entdecken und zu fördern versucht, dann muß man zugleich auch die Grenzen der Fähigkeiten des Kindes akzeptieren und respektieren, wenn sich solche Grenzen nach intensiven, geduldigen und wiederholten Bemühungen als unüberschreitbar erweisen. Dann darf man sich als Erzieher aber erst recht nicht schuldig fühlen: ein solches (unbegründetes) Schuldgefühl kann die Kraft des Erziehers lähmen und für seine Beziehung zum Kind eine starke emotionale Belastung bedeuten. Als Folge solcher Schuldgefühle gelingt es dem Erzieher dann nicht mehr, die tatsächliche Erziehungssituation objektiv zu betrachten und er kann das Kind nicht in seinen Begrenzungen akzeptieren. Der Erzieher ist enttäuscht als Folge seiner Schuldgefühle.

Eine „redliche pädagogische Absicht“ (*Vliegenthart*, 1961) bleibt aber auch an der Grenze der Erziehbarkeit sich selbst und dem anderen gegenüber wachsam. Kann der Erzieher einer solchen pädagogischen Leitlinie nicht entsprechen (das ist dann der Fall, wenn er Schuldgefühle empfindet), dann verliert die Erziehungssituation ihre Perspektive. Erfährt der Erzieher so seine eigenen Grenzen, dann sollte er auch die Konsequenzen daraus ziehen können. Das kann bedeuten, daß er seinen Platz in einer Gruppe verläßt oder daß er dem Kind, an dem er seine Grenzen erfahren hat, einen Platz in einer anderen Gruppe zuweist. Das bedeutet für den Erzieher dann nicht, daß er seinen Auftrag nicht erfüllt hat, sondern daß er in *dieser Situation* die Grenzen seiner eigenen Möglichkeiten erfuhr. Diese Realität verlangt von allen Hilfe und Verständnis (und Anerkennung), die mit professionellen und auch nicht-professionellen Erziehern arbeiten.

Beim pädagogisch ansprechbaren geistig behinderten Kind, das man behutsam und geduldig ein wenig weiter bringen will und kann, muß der Erzieher sich ständig vor Augen halten, daß ein Rückfall des Kindes auf ein niedrigeres Niveau immer dann möglich ist, wenn sich die äußere Situation für das Kind ändert. Das weist ganz deutlich darauf hin, daß das Kind durch seine Behinderung weniger flexibel in seinen Möglichkeiten zur Verarbeitung und zum Durchdenken ist. Fehler des Kindes sollte der Erzieher daher mit Verständnis begegnen — und nicht mit bösen Worten. Was das Kind lernt wird nur in geringem Umfang zu seinem ständigen Besitz. In einer anderen Situation, einem weniger günstigen Klima oder einer anderen Atmosphäre, bei einem ungewohnten Kontaktversuch z. B. bei einer Vertretung des Erziehers, kann dieses Kind das Gelernte plötzlich „vergessen“; es macht dann falsch, was es eben vorher noch so gut konnte.

So fällt etwa ein Kind, das man mit viel Geduld und Ausdauer auf das *D*-Niveau gebracht hat, in einer solchen Situation wieder auf das *B*-Niveau zurück.

Im Zusammenspiel mit dem Erwachsenen kann das Kind nur wenig eigene Kräfte einsetzen oder sich aus eigener Initiative aufrichten. Der Erzieher muß sich deshalb bewußt sein, daß unser Kind alles, was es jetzt kann oder später können wird, nur mit uns und durch uns kann. Von sich aus kann es seinen Beziehungen zu Menschen und zu seiner Umgebung oft keinen Sinn geben.

"Aus sich selber und allein gelassen wird sein Leben sinnlos. Wir glauben an seinen Sinn, weil wir wissen, daß es nur als allein gelassenes sinnlos wäre, nicht aber da, wo wir nach seiner Sinnerfüllung streben." (*Paul Moor*, 1965)

Literaturangaben zur niederländischen Ausgabe:

Asperger, H.: Heilpädagogik. Springer, Wien 1956.

Beets, N.: De grote jongen. Bijleveld, Utrecht 1964.

Ders.: Verstandhouding en onderscheid. Wolters, Groningen 1952.

Bezigheidsactivering en training van diep oligofrene kinderen. Ned. Genootschap ter bestudering van de zwakzinnigheid, Amsterdam 1967.

Bladergroen, W. J.: Lichamelijke en geestelijke ontwikkeling van het kind. Querido, Amsterdam 1968.

Bleidick, U.: Die Ausdrucksdiagnose der Intelligenzschwache. Reinhardt, München — Basel 1961.

Bollnow, O. F.: Existenzphilosophie und Pädagogik. Kohlhammer, Stuttgart 1959.

Bonekamp, A.: Milieu-moeilijkheden. De Toorts, Haarlem 1962.

Broeren, H.: In: Tijdschrift voor R. K. buitengewoon onderwijs. juli/aug.-nov.-dec. 1963, Zundert.

Buytendijk, F. J. J.: Algemene theorie der menselijke houding en beweging. Het Spectrum, Utrecht — Antwerpen 1964.

Ders.: Academische redevoeringen. Dekker & Van de Vegt, Utrecht — Nijmegen 1961.

Carlson, B. W.; en Clinglend, D. R.: Play activities for the retarded child. Baillière, London 1962.

Chauchard, P.: Hersenen en bewustzijn. Het Spectrum, Utrecht — Antwerpen 1964.

Clarke, A. M. en A. D. B.: Mental deficiency. The changing outlook. Methuen, London 1965.

Cruickshank, W. M.: The brain injured child in home, school and community. Syracuse University Press, Syracuse (NY) 1966.

Duindam, S. J. G.: Sociaal contact bij zwakzinnigen. Van Gorcum, Assen 1969.

Flitner, A.: Wege zur pädagogischen Anthropologie. Quelle & Meyer, Heidelberg 1967.

Frye, I. B. M.: Fremde unter uns. Autisten, ihre Erziehung, ihr Lebenslauf. Boom, Meppel 1968.

Gulliford, R.: Promoting the language development of educationally subnormal children. In: The journal of mental subnormality, dec. 1962.

Hees, L. S. van, en de Boer, N. C.: Leerboek der opvoedkunde I. Wolters, Groningen 1958.

Heslinga, K.: Met vaste hand. Zelfstandigheidsbevordering bij blinde kinderen. Van Loghum Slaterus, Arnhem 1968.

Hoejenbos, E., e. a.: Waar, waarom, waarheen? Van Gorcum, Assen 1966.

Homburger, A.: Vorlesungen über Psychopathologie des Kinderalters. Wissenschaftliche Buchgesellschaft, Darmstadt 1967.
Huizing, H. C.: Dove kleuters. Van Gorcum, Assen 1965.
Kalverboer, A. F.: Enkele opmerkingen over samenhang tussen neurologische conditie en gedrag bij kinderen. Ned. Genootschap ter bestudering van de zwakzinnigheid, Amsterdam 1968.
Kietz, G.: Het kind en zijn bouwwerk. Helmond 1964.
Kohler, Cl.: Les déficiences intellectuelles chez l'enfant. Presses Universitaires de France, Paris 1954.
Ders.: Jeunes déficients mentaux. Dessart, Bruxelles 1967.
König, K.: Der Mongolismus. Hippokrates, Stuttgart 1959.
Koster, H.: Het waarnemen van kinderen. blz. 6—14, Christelijk Pedagogisch Studiecentrum, Den Haag 1965.
Kruijssen, J. M.: Met het oog op vroegtijdige onderkenning van zwakzinnigheid (stencil). Tilburg 1968.
Kwant, R. C.: De fenomenologie van Merleau-Ponty. Spectrum, Utrecht — Ant-Antwerpen.
Lange, G. de: Kinderen zonder thuis in deze wereld. Wolters 1965.
Langeveld, M. J.: Capita uit de algemene methodologie der paedologie. Wolters, Groningen 1959.
Ders.: Beknopte theoretische paedagogiek. Wolters, Groningen 1967.
Ders.: Ontwikkelingspsychologie. Wolters, Groningen 1957.
Ders.: Studien zur Anthropologie des Kindes. Tübingen 1956—1964.
Ders.: Onderzoek en theorievorming in de pedagogiek. Malmberg 1968.
Ders.: Verkenning en verdieping. Muusses, Purmerend 1950.
Lersch, Ph.: Aufbau der Person. Barth, München 1962.
Lowenfeld, V.: Creative and mental growth, MacMillan, New York 1957.
Lubbers, R.: Voortgang en nieuw begin in de opvoeding. Van Corcum, Assen 1966.
Meinertz, F.: Heilpädagogik. Julius Klinkhardt, Bad Heilbrunn 1962.
Moor, P.: Heilpädagogik. Huber, Bern — Stuttgart 1965.
Ders.: Heilpädagogische Psychologie I en II. Huber, Bern 1958.
Mussen, P. H.; Conger, J. J.; Kagan, J.: Child development and personality. Harper & Row, New York 1967.
Neuhaus, W.: Der Aufbau der geistigen Welt des Kindes. Reinhardt, München — Basel 1955.
Oerter, Rolf: Moderne Entwicklungspsychologie. Auer, Donauwörth 1967.
Onder anderen. Verslag van een conferentie van hoofdleidsters van dagverblijven voor geestelijk gehandicapten. Ministerie van cultuur, recreatie en maatschappelijk werk, Rijswijk 1968.
Osinga, R.: Logo-akoepedische ervaringen in behandeling en onderzoek van dove en slechthorende zwakzinnige kinderen. In: Gehoorgestoordheid en zwakzinnigheid. Amsterdam 1968.
Pacilly, P. M.: Bewegingstherapie met betrekking tot zwakzinnigen. Ned. Genootschap ter bestudering van de zwakzinnigheid, Amsterdam 1967.
Richters, J. M. P.: Lichamelijke opvoeding van het debiele en imbeciele kind. Wolters, Groningen 1961.
Rümke, H. C.: Nieuwe studiën en voordrachten over psychiatrie. Amsterdam 1953.

Sampson, O. C.: Helping the severely subnormal child to develop language. In: Journal of mental subnormality 1966. Monyhull Hospital Kings Heath, Birmingham 14.
Sorel, F. M.: Een sociologische visie op de zwakzinnigheid. Ned. Genootschap ter bestudering van de zwakzinnigheid, Amsterdam 1968.
Spranger, E.: Das Gesetz der ungewollten Nebenwirkungen in der Erziehung. Quelle & Meyer, Heidelberg 1961.
Ders.: Pädagogische Perspektiven, Quelle & Meyer, Heidelberg 1960.
Stone, L. J. en Church, J.: Beknopte ontwikkelingspsychologie. Agon Elsevier, Amsterdam — Brussel 1968.
The President's panel on mental retardation. National action to combat mental retardation, Washington 1962.
Vermeer, E. A. A.: Spel en spelpaedagogische problemen. Bijleveld, Utrecht 1955.
Verslag van het seminar gewijd aan de problematiek van zwakzinnigheid en zwakzinnigenzorg. Nationale federatie voor de geestelijke volksgezondheit, Amsterdam 1964.
Vliegenhart, W. E.: Anders-zijn en mee gaan doen. Wolters, Groningen 1961.
Ders.: Problemen rondom het gehandicapte kind. Wolters, Groningen 1967.
Vossen, A. J. M.: Zichzelf worden in menselijke relatie. De Toorts, Haarlem 1967.
Warmerdam, Venerandus: Observatie en gesprek in pedagogische situaties. Zwijsen, Tilburg 1964.
Werner, Heinz: Comparative psychologie of mental development. Science edition, New York 1965.
Winn, Marie, en Porcher, Mary Ann: Speelgroep aan huis. Ploegsma, Amsterdam 1968.
Wooldridge, D. E.: Het zenuwstelsel. Structuur en functie. Het Spectrum, Utrecht — Antwerpen 1966.
Zeyde, N. F. van der: Opvoedingsnood in pedagogische spelbehandeling. Bijleveld — Utrecht 1962.

Zur weiteren Lektüre empfohlen[1]

Atzesberger, M.: Sprachaufbauhilfe bei geistig behinderten Kindern. Berlin 1967.
Bach, H.: Geistigbehindertenpädagogik. Berlin 1968.
Bracken, H. von: Erziehung und Unterricht behinderter Kinder. Frankfurt/Main 1968.
Eggert, D.: Zur Diagnose der Minderbegabung. Weinheim — Berlin — Basel 1972.
Herzka, H.: Spielsachen für das gesunde und behinderte Kind. Basel/Stuttgart 1964.
Hetzer, H.: Spielen lernen — Spielen lehren. München 1969.
Josef, K.: Lernen und Lernhilfen bei geistig Behinderten. Berlin 1968.
Kiphard, E. J.: Leibesübung als Therapie. Gütersloh 1971.
Kiphard, E. J. und Huppertz, H.: Erziehung durch Bewegung. Bonn — Bad Godesberg 1968.
Langeveld, M. J.: Kind und Jugendlicher in anthropologischer Sicht. Heidelberg 1959.
Lempp, R.: Eine Pathologie der psychischen Entwicklung. Bern/Stuttgart 1967.
Löwe, A.: Lesespiele für behinderte Kleinkinder. Berlin 1969.
Schmidt-Thimme, D.: Chancen für Ihr geistig behindertes Kind. Heidelberg 1970.
Wegener, H.: Die Rehabilitation der Schwachbegabten. München/Basel 1962.

Ganz besonders für Eltern und Erzieher sei vor allem auf folgende periodische Publikationen der Bundesvereinigung Lebenshilfe für geistig Behinderte hingewiesen, die eine hervorragende Informationsquelle für alle Fragen der geistigen Behinderung darstellen:

— Handbücherei der Lebenshilfe
— Zeitschrift Lebenshilfe (erscheint vierteljährlich)
— Briefe an die Eltern
— Informationsschriften der Lebenshilfe

1 In diese Vorschlagsliste wurden vor allem Bücher aufgenommen, die ergänzend oder erweiternd zu den Kapiteln dieses Buches gelesen werden können. Zusätzlich wurden einige Bücher angeführt, die sich direkt mit praktischen Hilfen für geistig behinderte Kinder beschäftigen. Zeitschriftenartikel wurden nicht berücksichtigt, weil sie i. a. nur schwer zugänglich für die Eltern oder für interessierte Nicht-Fachleute sein dürften (die Übersetzer).

Diese Publikationen können direkt bezogen werden von:

Bundesvereinigung Lebenshilfe für geistig Behinderte e. V.
355 Marburg/Lahn, Barfüßertor 25

Verzeichnis der Tagesstätten für geistig behinderte Kinder

Der niederländischen Ausgabe war an dieser Stelle eine Anschriftenliste von Tagesstätten für geistig behinderte Kinder beigefügt. Da ein solches Verzeichnis für den Rahmen dieses Buches zu umfangreich ausgefallen wäre, möchten wir auf die Verzeichnisse der Bundesvereinigung Lebenshilfe hinweisen:

— Verzeichnis der Tagesstätten und Sonderhorte etc.
für geistig Behinderte
— Verzeichnis der Heime und Anstalten für geistig
behinderte Kinder

Beide Verzeichnisse können direkt von der Bundesvereinigung Lebenshilfe in Marburg bezogen werden. Ebenfalls von dort kann eine Liste der Landes- und Ortsvereinigungen bezogen werden.